Sandra Hempel

[英] 桑德拉·亨佩尔 著

吴勐 译

致命地图

The Atlas of Disease

Mapping deadly epidemics and contagion from the plague to the zika virus

席卷全球的重大传染病及流行病

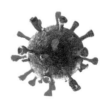

U0396606

北京联合出版公司
Beijing United Publishing Co.,Ltd

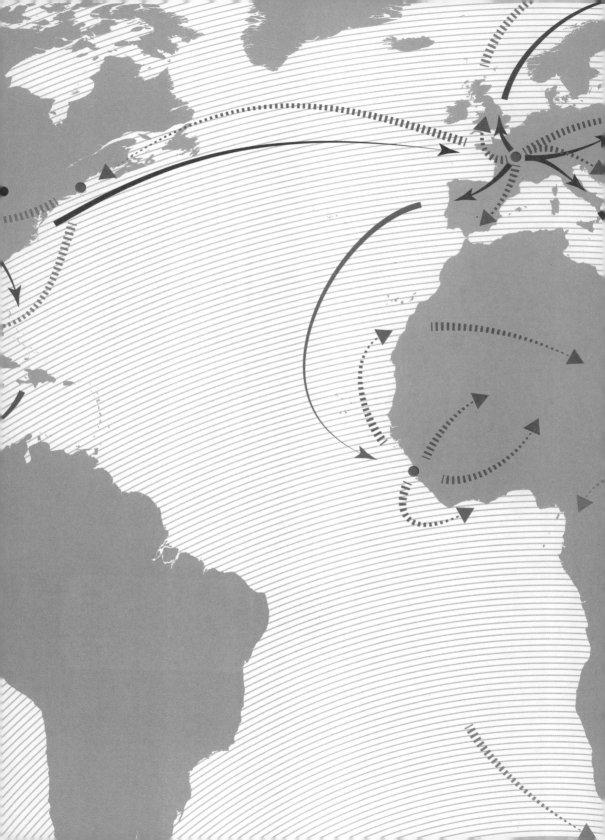

目 录

前言 2

1 空气传播
白喉 8
流感 18
麻风病 28
麻疹 38
猩红热 48
非典（SARS） 56
天花 66
肺结核（TB） 76

2 水传播
霍乱 88
痢疾 98
伤寒 104

3 昆虫与动物传播
疟疾 116
鼠疫 128
斑疹伤寒 138
黄热病 146
寨卡 156

4 人传人
脊髓灰质炎 168
埃博拉 178
艾滋病毒与艾滋病 190
梅毒 202

图片致谢 212
地图致谢 215

前　言

　　有关致命疾病如何席卷全球的故事总是扣人心弦。从鼠疫、天花、梅毒等灾难首次侵袭人类的那一刻起，这个不断展开的故事就包含了比医学和科学更为广泛的内容。在追踪几个世纪以来流行病的发展轨迹时，我们可以清晰地看到人类自身的发展历程：从最初的群体定居、放牧动物，通过不同民族和文明之间日益密切的交流，到以贸易、探索和征服为名义进行的大规模人口迁移。

　　我们也会看到流行病在特定时期和特定地点造成的可怕后果，这种后果不仅限于个体痛苦，还包括对整个社会和经济的冲击，尤其是对某些最贫困人口群体的影响。

　　自19世纪中叶以来，地图在帮助我们解开疾病传播之谜方面发挥了至关重要的作用。专家利用它们来研究如何最好地预防或至少抑制未来疫情的发生。最早也是最著名的疫情地图绘制实例之一，就是1854年伦敦索霍区暴发致命霍乱时内科医生约翰·斯诺所做的工作。那次疫情共造成约600人死亡，其中200人在一夜之间失去生命。

　　当时，没有人知道霍乱如何传播，这意味着医生们根本不知道该如何遏制它。没有任何一种疾病能像霍乱一样随机暴发，短短几天内就会造成数百甚至数千人死亡；这也让整个医学界困惑了几个世纪。霍乱，这种人类有史以来效率最高的"致命杀手"，在19世纪席卷全球的一系列大规模疫情中带走了数百万人的生命。

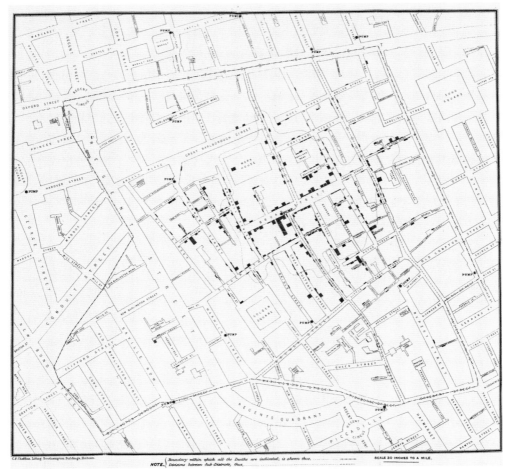

伦敦索霍区宽街霍乱疫情经典地图，约翰·斯诺，1854 年

斯诺确信霍乱的传播媒介是受污染的饮用水。但这种观点对于当时的医疗机构来说极具革命性，以至于完全没被当回事。索霍区疫情暴发后，为了证明自己的理论，斯诺走上街头，挨家挨户地敲门，询问每户人家的死亡人数，把得来的数据绘制到一张街道平面图上；如今，这张经典的"疫情地图"显示，绝大多数死亡病例均集中在宽街的一个水泵周围，而在位于更方便去其他水泵取水的地点，死亡人数则大大减少。

基于在索霍区的工作以及在伦敦南部进行的一项规模更大的类似研究，约翰·斯诺被后人称为"流行病学之父"。流行病学是医学领域的一个分支，主要研究疾病的发病率、流行分布和致病因素。流行病学家感兴趣的并不是单一病例，而是更为宏观的公共卫生图景。简单地说，他们研究的是谁会生病以及为什么生病。由于流行病学家调查的对象往往是突然暴发的疾病，因此他们也被称为"疾病侦探"。

在本地图集中，我们会利用统计数据来描述几个世纪以来由最致命疾病引起的一些关键性且具有毁灭性的疫情暴发及其传播过程。这些信息将以一系列特别委托制作的专业地图形式加以呈现，得以将枯燥的数据生动地表现出来，而这也是列表和表格永远无法做到的。其中有些地图，如1918年西班牙流感疫情（见第22—23页），显示的是一场极具历史意义的大规模流行病传播；而其他更多关注的是限于一个特定城市或较小地区的局部暴发，如1875年"黛朵号"巡洋舰将麻疹带入斐济（见第44页）。此外，本书还附有多幅历史地图和插图，用以展示不同疾病在不同历史时期被如何看待，以及从古至今各国政府如何试图指导民众保护自身安全。

图片的文字说明部分解释了地图中某些路线的背景——战争、探索、剥削、恐慌，以及对受害者的指责。同时，这些文字也对医学和社会背景加以阐述，尤其是医生为理解人们如何生病及为何会生病所付出的努力，以及不同社会试图对某场似乎从天而降的灾难所赋予的不同解读。事实上，"流行病学"（epidemic）一词来自希腊语，"epi"意为"在……之上"，"demos"意为"人民"，因此"流行病"就是"降临在大众身上的东西"。

本书也会讲述一些引人入胜的故事。15世纪末梅毒首次入侵欧洲时，各国纷纷自命清白、互相指责，其实每个国家都对这种疾病负有责任；17世纪一个令人心碎的报道称，一艘满载"人类货物"的奴隶船抵达加勒比海时，大量"货物"死于痢疾；18世纪，英国纽盖特监狱的囚犯只要同意接种天花疫苗就可以逃过死刑；20世纪初一名年轻勇敢的美国医生在控制黄热病的战斗中甘当"小白鼠"，并在实验中不幸罹难。

但这不仅仅是关于"历史大瘟疫"的故事。时至今日，虽然人类在微生物学和医学方面取得了近两个世纪的非凡进步，但我们依然在与致命病原体苦战。虽然如今的"武器库"已储备充足，但这些病原体似乎总是比人类先进一步。

20世纪70年代，一位致力于流行病学研究的年轻学生被建议不要从事这项工作，他的教授告诉他，这毫无意义，传染病如今几乎已经被征服，人类没有什么可做的了。

而遗憾的是，这位教授后来被证明大错特错。但从当时的情况看，他的想法完全合理。几个世纪以来在世界各地肆虐、恐吓和蹂躏整个人类的致命疾病，在疫苗和抗生素的帮助下似乎有所缓解。1979年，天花被正式宣布在地球上消失，许多人坚信其他传染病也会紧随其后。

然而，四十年过去了，天花仍然是唯一获得这一殊荣的人类疾病。虽然其他传染病已经接近被消灭，但事实证明，它们仍然十分顽固，有的甚至还会出现卷土重来的迹象。与此同时，某些新型传染病也在毫无任何预警的情况下出现，跨境旅游业的发达足以让这些疾病在数小时内传遍全球。更令人担忧的是，人类对抗生素的耐药性日益增强，而抗生素是迄今为止人类掌握的最有效的治疗手段。

2002 年，一种前所未有的肺炎病毒横空出世——严重急性呼吸综合征（SARS），其在南美、北美、欧洲和亚洲总共造成超过 700 人死亡。研究表明，这种新病原体与普通感冒存在亲缘关系，而几个世纪以来，普通感冒只会对人类造成轻微不适而已。

1976 年，埃博拉病毒首次被发现，但当时并没有引起过多关注，仅是限于非洲中部地区的小规模疫情。然而，2014 年，埃博拉病毒突然突破界线，首先在此前从未出现过的西非露面，然后席卷全球多地，包括欧洲和美国。

幸运的是，出于对公共卫生事业的热爱，那位名叫彼得·皮奥特的年轻学生并没有听从教授的建议，而是终身投身于流行病学的研究。但也很不幸，对于人类来说，在天花被消灭后的四十多年里，传染性疾病被证明始终是研究人员的"沃土"。皮奥特是世界上首屈一指的临床微生物学家，也是发现埃博拉病毒的第一人，更是解开另一种致命新病毒——人类免疫缺陷病毒（HIV）之谜的领军人物。

截至 2016 年，由 HIV 所致的艾滋病已造成至少 3,500 万人死亡，已知数百万人为病毒携带者，其中大多数人无法获得赖以救命的药物。而对于任何此类规模的致命传染病，我们都有必要追溯至 14 世纪的黑死病，据估计，当时欧洲总共 8,000 万人口中的60% 均死于这种疾病，总计在全世界造成 7,500 万至 2 亿人死亡。

在 14 世纪，由于对微生物学一无所知，且宗教在民众生活中扮演着核心角色，黑死病像其他疾病（如麻风病）一样，很可能会被看作上帝的惩罚。然而，尽管我们都觉得自己比古代和中世纪的祖先更聪明且更有教养，但艾滋病患者依然不为人群所接受，甚至还有人声称，这种疾病是上天对生活不检点的惩罚。同理，麻风病（汉森病）患者在世界部分地区仍然会受到歧视。

尽管本书中每幅地图的背后都记录着恐惧和痛苦，但它们也体现了人类对知识的执着追求，我们也因而有能力反击那些一直被证明是"诡计多端"的致命敌人。

1

空气传播

白 喉

病原体	白喉杆菌（棒状杆菌属）
传播途径	呼吸道、直接接触
症状	乏力、咽喉痛、发热、颈部腺体肿大，咽喉或鼻腔内出现灰白色厚膜。
发病率与死亡率	全球每年约 5,000 例病例，死亡率 5%～10%。
流行分布	亚洲、南太平洋、中东、东欧及海地、多米尼加共和国等多个地区和国家，少见于工业化国家。
预防手段	疫苗接种
治疗手段	抗毒素、抗生素
全球预防战略	儿童期疫苗接种计划，世界卫生组织将其称为"被遗忘的疾病"。

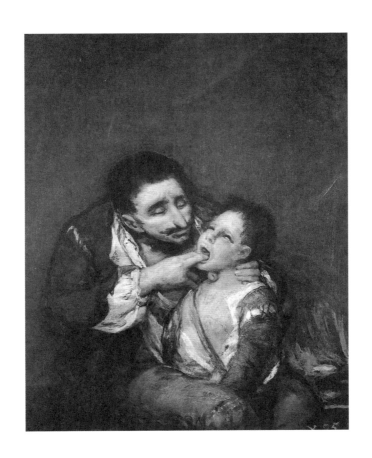

《小癞子》（有时又名《白喉》），
弗朗西斯科·德·戈雅，
1808—1810 年

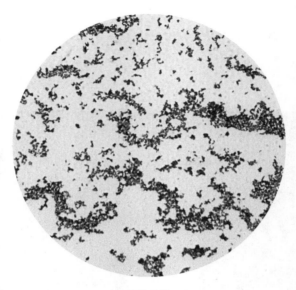

白喉杆菌显微图像

1859 年，医学期刊《柳叶刀》发表文章，称一种"奇怪的疾病"突然暴发。文章作者是英国西伦敦医院外科医生欧内斯特·哈特，他将这种未知疾病描述为"症状令人痛苦，恶化极快，且难以治愈，可通过感染和传染传播"，它"通常在人口密集区大规模暴发"，而且"所到之处，皆为重症"。

哈特称，人类必须尽早探明这种疾病对世界来说是全新的，还是在过去几个世纪里曾在其他国家出现过。但有一点已十分明确："那些最有经验的外科医生……发现自己正被迫与一个未知的敌人作战，并对敌人的进攻方式一无所知。"

古老的瘟疫卷土重来

白喉的起源及其进入欧洲的方式尚不清楚，但其在 19 世纪 50 年代的英国并不陌生。几个世纪前的各种医学论文已经提及白喉的症状，1821 年，法国内科医生皮埃尔·布勒托诺已将白喉确定为一种单独疾病，并可与其他儿童疾病区分开来。

1884 年，德国科学家弗里德里希·吕弗勒确定白喉杆菌是导致该疾病的罪魁祸首，并声称在任何一位古希腊医学先贤的著作中都没有对白喉做过描述。但也有人认为，西方"医学之父"希波克拉底曾在公元前 5 世纪提及白喉。不过包括吕弗勒在内的许多专家都承认，这种传染性疾病在古埃及、叙利亚和巴勒斯坦一带闻名遐迩。

西方较近一些关于白喉的记载可追溯至公元 6 世纪的法国、856 年和 1004 年的罗马，以及 1039 年拜占庭帝国的部分地区。吕弗勒还指出，他认为 1389 年英格兰曾暴发过一场疑似白喉疫情，夺去了许多儿童的生命。与猩红热一样，白喉也多见于年轻患者，这两种疾病经常被混淆。

绞杀者

第一次有记录可考的大规模白喉疫情似乎发生在 1562 年至 1598 年的法国，当时正值天主教和新教胡格诺派之间的宗教战争。1576 年，白喉抵达巴黎。随后，1583 年至 1618 年，西班牙暴发著名的白喉大疫情，白喉因此被称为"绞杀者"，1613 年也被称为"绞杀之年"。

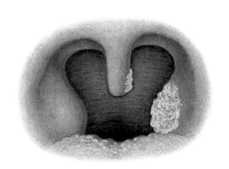

之所以被称为"绞杀者"，是因为白喉常常能让患者窒息。这种细菌会破坏咽喉黏膜，导致坏死组织和脓液在咽喉部位积聚，形成一种坚韧的革质膜，即伪膜。任何强行剥离伪膜的动作都会撕裂膜下的活体组织，导致大量出血；但若任其留在原位，伪膜则可能脱落直至堵塞患者的呼吸道。即使患者能与这种膜共存，细菌分泌的外毒素也会被吸收入血，最后摧毁神经和器官。

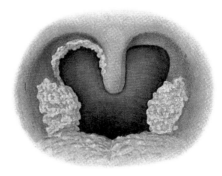

空气中有什么？

19 世纪后半叶，人类医学取得重大突破，医生们开始了解细菌在传播流行病方面起到的作用。19 世纪末和 20 世纪初，吕弗勒等细菌学家已经可以迅速识别出不同病原体导致的不同疾病和不同传播方式。具有高度传染性的白喉主要通过吸入患者咳嗽或打喷嚏时释放到空气中的飞沫感染，也可以通过与细菌直接接触进行传播，如接触患者的黏性分泌物或带菌物体表面。

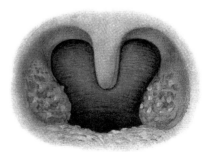

白喉见于口腔内的症状

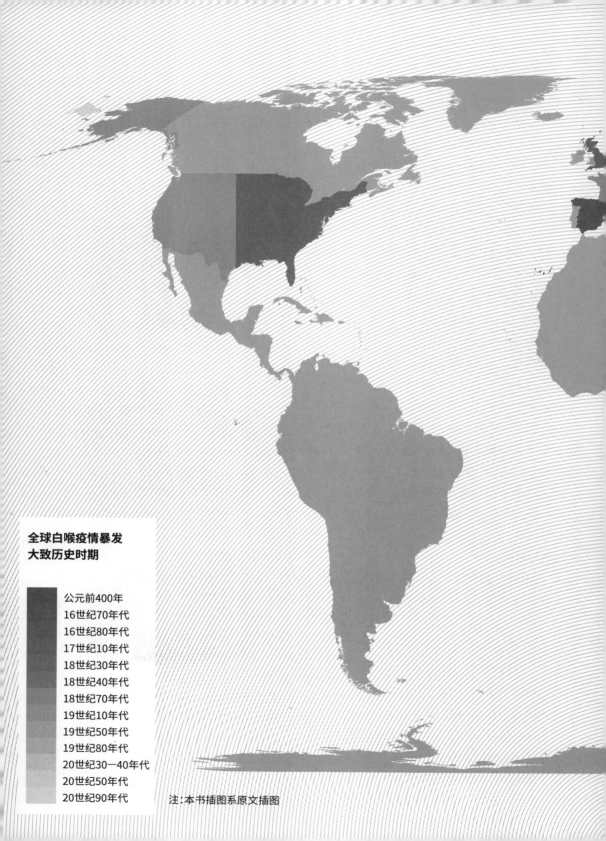

全球白喉疫情暴发
大致历史时期

公元前400年
16世纪70年代
16世纪80年代
17世纪10年代
18世纪30年代
18世纪40年代
18世纪70年代
19世纪10年代
19世纪50年代
19世纪80年代
20世纪30—40年代
20世纪50年代
20世纪90年代

注:本书插图系原文插图

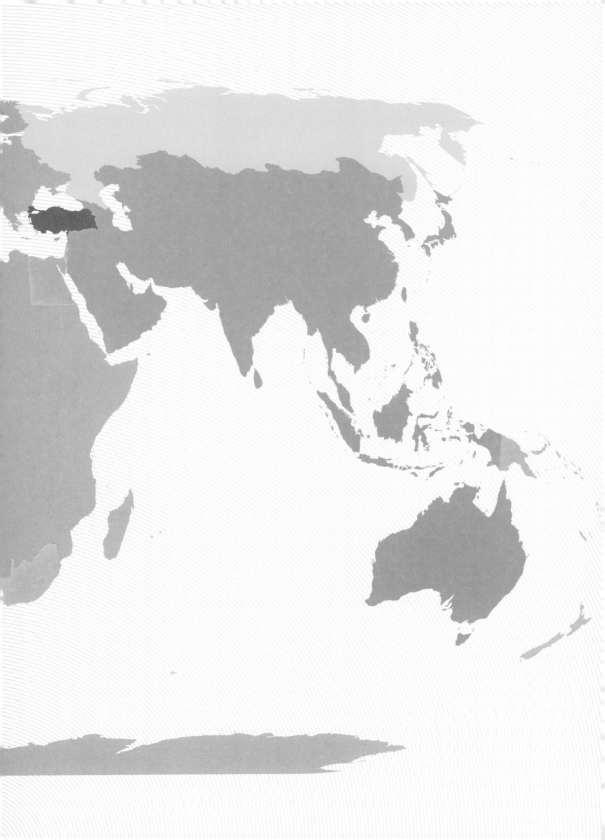

然而，回到 19 世纪 50 年代，当这种神秘的流行病袭击英国时，已流传几个世纪的"瘴气理论"依然被人们所深信。人们认为，腐烂的有机物（如变质的食物、腐烂的尸体和排泄物）或沼泽及死水散发出的有害气体或瘴气含有可能导致疾病的毒素；而气候等其他因素也能决定流行疾病的类型。

这也许可以解释为何 1859 年欧内斯特·哈特要从天气和环境中寻找线索。但他什么都没有找到，只好详细记录下自己的困惑。他指出，这种疾病"已席卷埃塞克斯郡的沼泽低地和约克郡的荒野"。对于英国其他地区的疫情，他写道：

> 它穿过德文郡鲜花盛开的小路，跨过海风习习的康沃尔郡旷野，在泰晤士河边站稳脚跟，爬上北威尔士浪漫的山峰，又钻进康沃尔的矿井。它开始于春季，一直延续到夏季。如果说暑伏的高温会赋予它新的活力，或冬季的严寒和雨雪会助长它的力量，但适宜的气温并没有大大减弱它的影响。它无处不在，在所有季节发挥着威力。

直到 1908 年，伦敦南部克罗伊登区的医疗官员仍然认为有必要调查辖区内感染白喉的 310 户人家，以确认白喉是否和有缺陷的下水管道有关系。然而结果正如他们自己所猜测的——二者根本无关。

死亡人数激增

19 世纪以前，白喉疫情通常是在极其有限的区域内暴发：一片村庄、一所学校或一个家庭；其可能会在这些小范围地区内造成严重影响，但往往不会进一步扩散。

但 19 世纪工业革命期间，一切开始在英国发生改变。大量平民涌入城镇寻找工作，贫民窟中拥挤不堪。白喉的发病模式仍然是社区内局部暴发，但此时暴发得更加频繁，传播范围也更加广泛，可同时影响多个地区。19 世纪末 20 世纪初，白喉已经从偶发性悲剧变成主要"杀手"。疾病的大暴发导致当时有些人声称其来自海外，甚至一段时间内被英国人称为"布洛涅喉病"。

然而，除了生活条件的改变，牵扯其中的似乎是一种更为致命的细菌菌株。19 世纪，30%～50% 感染白喉的儿童会丧命。1885 年，伦敦中部汉诺威广场教区的医务官员报告称："白喉已导致至少 35 人死亡，这是本教区有史以来的最高纪录，且几乎是过去十年平均死亡人数的 2.5 倍，比 1884 年增加了 10 人。"自 1883 年以来，白喉在整个伦敦城始终"极为流行"。

在接下来的一年里，伦敦肯辛顿区圣玛丽阿伯特斯教堂的医务官员总计报告 30 例白喉死亡病例，比过去十年中的任何一年都多。虽然无法解释病例增加的原因，但他怀疑其是否可能缘于更好的诊断而并非真正的增加；但也可能是这两个因素都起了作用。

新突破

从 19 世纪晚期到 20 世纪，白喉的预防和治疗都取得了重大进步。首先是抗毒素药物的研发成功。抗毒素可利用人体自身机制来中和细菌毒素，从而大大减弱疾病的致命性，提高治愈的可能性。抗毒素的问世还带来了另一个重大好处，即抗毒素的量产需求极大促进了制药工业和医学研究的交叉融合。

1923 年，一种白喉疫苗在法国问世。1921 年至 1925 年，美国暴发一次白喉疫情，造成大约 15,500 人死亡，1921 年高峰期时有 20.6 万人感染。然而，1925 年，美国政府批准新疫苗的上市，病例数量得以迅速下降。

时至今日，因新生儿会定期注射白喉 / 破伤风 / 百日咳三联疫苗，白喉在工业化国家已相当少见。然而，20 世纪 90 年代，部分独联体国家再次出现白喉疫情，今天世界各地仍会有白喉病例出现。2017 年，世界卫生组织专家小组表示，白喉在全球大部分地区已经"被人遗忘"，但其仍需各国密切关注。多项研究表明，在过去五年当中，减少白喉发病率的进展始终停滞不前，每年仍有约 5,000 例新发病例出现。

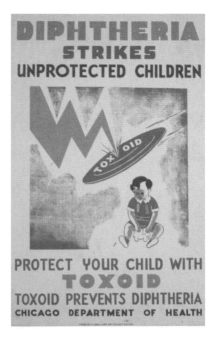

为儿童接种白喉疫苗，美国芝加哥卫生部海报，20 世纪 30 年代后期

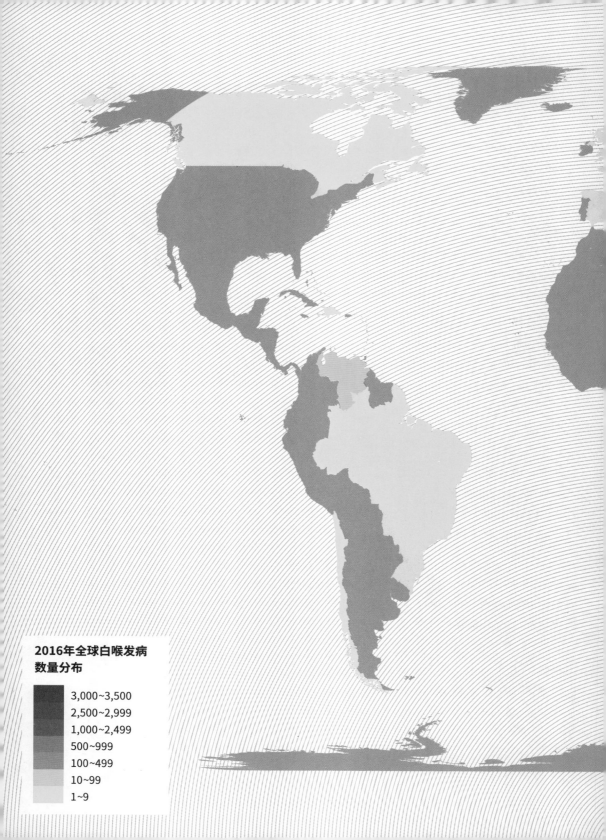

**2016年全球白喉发病
数量分布**

- 3,000~3,500
- 2,500~2,999
- 1,000~2,499
- 500~999
- 100~499
- 10~99
- 1~9

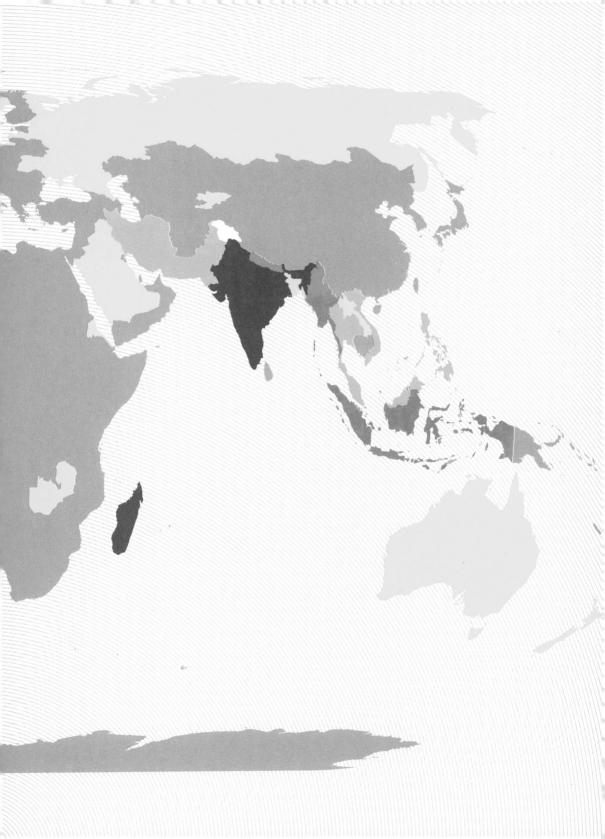

流 感

病原体	多病毒毒株，新毒株正在出现。
传播途径	呼吸道为主，包括接触被污染物体表面。
症状	高热、咳嗽、咽喉痛、流鼻涕、肌痛、头痛、乏力
发病率与死亡率	全球每年多达 65 万人死于与季节性流感相关的呼吸道疾病。
流行分布	全球，新疫情暴发风险不断。
预防手段	疫苗接种（效果有限，且保护期短），感染病例应尽早隔离，建议人群在疫情暴发期间避免感染。
治疗手段	抗病毒药物
全球预防战略	多手段（含监测），以发现疫情初期迹象，并迅速做出反应，遏制疫情。

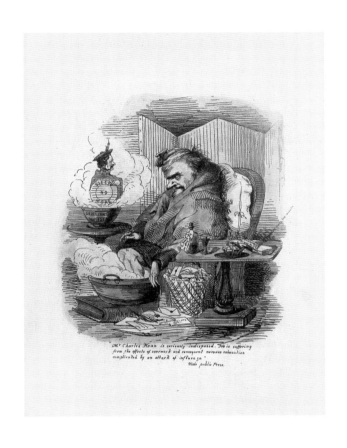

英国演员查尔斯·基恩为流感所困，
19 世纪，漫画

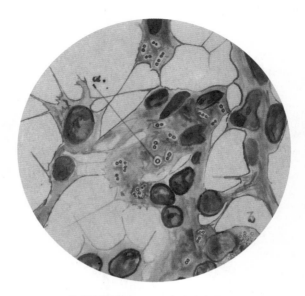

患者的淋巴窦，1918 年流感疫情期间

1918 年秋，一场流感疫情席卷全球，其直接造成的死亡人数超过了第一次世界大战，估计约为 5,000 万人。

此次疫情之所以不同寻常，是因为它的来源出人意料。在那之前，流感一直被视为"令人不快"的东西，但绝不可怕，也很少有人死亡，感染人群大多是婴幼儿、老年人和免疫力低下者。但在 1918 年，情况突然发生变化，这种疾病破天荒地开始掠夺大批健康年轻人的生命。

谁是"零号病人"？

一些历史学家将当年这场危及全球的流感悲剧归咎于一个不幸的人——美国堪萨斯州新兵训练营的炊事兵阿尔伯特·吉切尔。他被指控为"零号病人"，也就是第一个在疫情期间患病的人。但有关他是如何感染流感的，却没有人可以解释得清。

1918 年 3 月 11 日，吉切尔开始抱怨咽喉痛、头痛、发烧。几个小时后，基地医务室里挤满了出现同样症状的士兵。一个月后，部队医生不得不征用一个飞机库来容纳所有患者。与此同时，其他看似健康的士兵则被派往欧洲作战，但其中一些人可能已经携带病毒。

士兵吉切尔的故事固然"精彩"，但也有专家不以为然。另一种假设认为：这场疫情的暴发始于 1917 年，地点位于法国北部埃塔普勒的英国远征军兵营；这里被描述为新型流感病毒的理想"孵化器"，因该地附近聚居着大量人口、猪和家禽。

虽然人类是流感病毒的主要宿主，但其他哺乳动物（猪流感）和鸟类（禽流感）也可以是某些人类流感病毒的来源。在人群密集的密闭空间里，流感病毒主要通过空气传播，并由于病毒可以在宿主体外存活数日，因此也能通过接触被污染物体表面（如门把手）进行传播。这就是为什么现在的流感易感人群往往是办公室职员或经常乘坐公共交通工具的人。

无论 1918 年流感疫情如何开始，总之它很快就在各大洲夺去数百万人的生命，其毒性和传播速度引起了全世界的恐慌。当时正在伦敦竞技场表演的俄国舞蹈家莱奥尼德·马辛表示自己非常害怕感染流感，因为他要在"寒冷刺骨的天气里"躺在舞台上，全身只能裹一条腰布。不过，这位舞蹈家挺过了考验，第二天一早健康地醒了过来；但当他到达剧院时，他发现平时站在剧院入口处的"大块头"警察在夜里死去了。

流感被描述为一种狡猾、机敏且具有极高欺骗性的疾病。这是因为它感染人数众多，每次虽只有一小部分病例死亡，但最后死亡人数的总和却很多。而且，与其他传染病不同的是，流感只给受害者非常短的免疫期。在疫情最严重的时候，世界上大多数人口都感染了这种疾病，但有些病例是亚临床的，也就是说他们一直无症状。

流感的早期暴发

约公元前 5000 年，早在世界上某些地区（如中国和中东）的人们开始群居并放牧牲畜时，流感可能就已经在人类生活中确立了地位。

有人认为古希腊医生希波克拉底曾在公元前 5 世纪提及流感，但此后直到 15 世纪和 16 世纪才有明确记载，欧洲当时也开始出现关于流感的报道。1510 年夏天，意大利摩德纳城暴发了一种传染病，一位史学家写道：

> 感染这种疾病的患者会持续三天出现高热、头痛，然后病情加重……一直伴有严重的咳嗽，可能会持续八天，然后慢慢恢复，不会死亡。

不久后，又一场大规模疫情袭击欧洲大陆。1580 年的流感疫情被确定为首次明确性的全球流行病，范围波及非洲、亚洲、欧洲和北美洲。进入 18 世纪，欧洲至少暴发过三次流感疫情，其中两次规模极大。1781 年至 1782 年，意大利中部三分之二人口和英国四分之三人口均感染流感，此外，病毒在北美洲、拉丁美洲和加勒比海地区也被广泛传播。

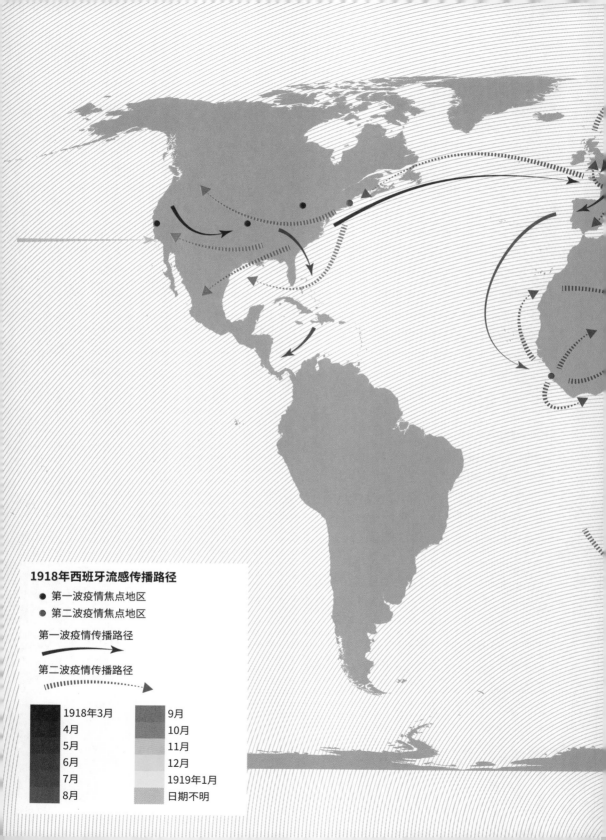

1918年西班牙流感传播路径

● 第一波疫情焦点地区

● 第二波疫情焦点地区

第一波疫情传播路径

第二波疫情传播路径

	1918年3月	9月
	4月	10月
	5月	11月
	6月	12月
	7月	1919年1月
	8月	日期不明

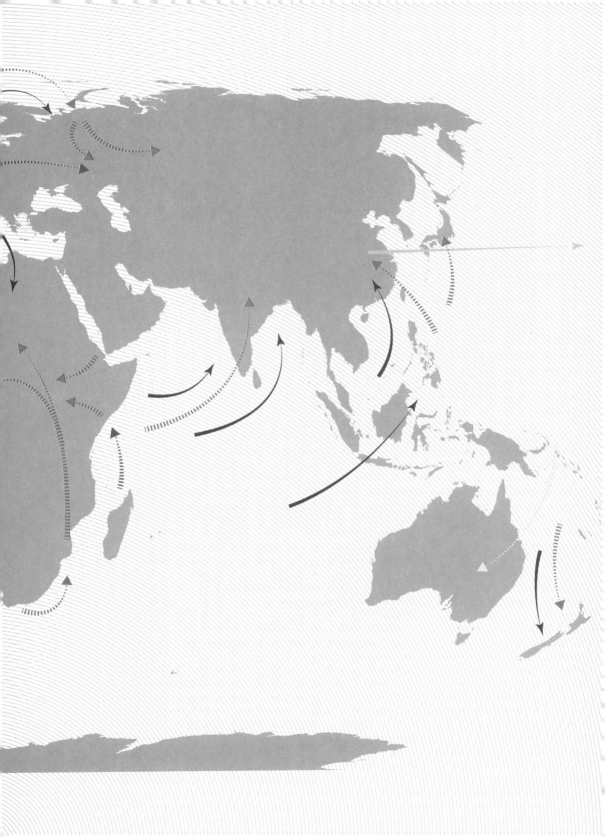

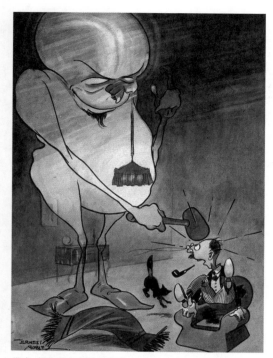

代表"流感病毒"的怪物正击打坐在椅子上的人的头，约 1918 年

这种模式一直延续到 19 世纪。1889 年，流感从东部入侵欧洲，因此被冠以"俄国流感"的称号。从这里，轮船携带病毒穿过大西洋，抵达美国，两个月后登陆加拿大、巴西、阿根廷和乌拉圭，然后又前往新加坡、澳大利亚和新西兰。很快，亚洲和非洲也成为疫区。在非洲部分地区，这种传染病被称为"白人病"。与之前的疫情一样，当时的死亡率（某一特定时期内或疫情期间死亡人数比例）相当低，但由于病例数量巨大，最终死亡总人数很高：欧洲至少25 万人死亡，世界各地死亡人数是这个数字的两倍。

西班牙流感

1918 年的流感疫情被称为"西班牙流感"。这并不是因为人们认为它起源于西班牙，也不是因为它在那里造成的损失更严重，而是因为"1918 年"这个时间。当时，第一次世界大战是各参战国内政的重中之重，各国的新闻审查制度绝不允许任何可能损害士兵士气或让一个国家显得脆弱的报道出现。然而，一直保持中立的西班牙并没有这样的限制。

起初，流感似乎遵循的是通常模式，即高发病率（某一特定时期内或疫情期间感染人数比例）和低死亡率。然而到了秋天，情况开始发生变化。第二波疫情总共袭击了数亿人，造成数百万人死亡。当年年底，疫情终于开始消退，但在第二年初冬和春季卷土重来。到那时为止，大约有一半死亡病例的年龄为 20 ~ 40 岁。在南半球，疫情发生的时间稍有不同，死亡率也略有不同。作为一个大陆，澳大利亚拥有天然的隔离模式，政府也颁布了严格的疾病筛查制度。虽然很难评价这两种因素的影响力，但据 2002 年统计数据，南非的死亡率是澳大利亚的 15 倍，美国是澳大利亚的 2.5 倍。1920 年，西班牙流感再次在全球暴发，死亡率依然很高，但已经不像 1918 年疫情时那样严重。

显微镜之下

20 世纪 20 年代，由于显微镜设备过于简陋，流感被认为仅仅是人类疾病，针对这种感染的病理研究几乎没有取得任何进展，因此也就没有针对实验动物进行研究。然而，到了 20 世纪 30 年代，人们逐渐了解猪和雪貂这样的动物也会感染流感病毒，这为医学研究开辟了新的路径，而新型电子显微镜的问世也让科学家们终于得以亲眼看到流感病毒的真容。他们发现，这种病毒的外部表面曾在一个世纪内发生几次严重"易容"，因此很少有人会对这种新的亚型病毒产生任何免疫力，从而导致疫情大暴发。

20 世纪 30 年代，科学家们确定了三种流感病毒类型，其中甲型流感病毒是造成全球性疫情的主要元凶。虽然疫情暴发是由病毒变异引起的，但引发病毒变异的原因始终是一个谜。就像许多影响呼吸系统的病毒感染一样，流感主要出现在冬季，倾向于每年暴发一次区域性疫情和每隔 10～40 年暴发一次全球性疫情。进入 21 世纪，科学家们仍在争论 1918 年西班牙流感为何会如此致命。一种理论认为，在那次疫情中，流感病毒经常与另一种细菌合并造成感染，从而导致一种致命肺炎的产生。另一种假设则称，西班牙流感病毒引起了人体的大规模应激反应，从而导致炎症和水肿，最终让患者窒息。

流感的较近期暴发

1957 年，一种新型流感病毒在中国出现，从而引发亚洲流感疫情的暴发。疫情迅速蔓延至世界各地，向西通过西伯利亚铁路进入欧洲的俄罗斯，然后通过海路从香港到达新加坡和日本，5 月抵达印度次大陆，6 月覆盖西欧和美国海岸，7 月征服澳大利亚和非洲，9 月抵达英国。英格兰和威尔士地区在头 12 周内出现近 600 万例病例，感染最初集中在英格兰北部，随后逐渐南移，仅在两周内就传遍英格兰南部和威尔士。

据报道，在疫情大肆传播前，英国布拉德福德的一个巴基斯坦移民社区曾发生一次小规模疫情，源头可能是一位来自巴基斯坦的被感染游客。当地医生将此次疫情的快速传播归咎于巴基斯坦人聚众探望病人的风俗。后来，在谢菲尔德炼钢工人和巴恩斯利煤矿工人中也出现了类似的"双峰"疫情，即大暴发前在某个确定范围内出现小暴发。

如今，流感的发病率和死亡率已经恢复到 1918 年之前的水平，健康年轻人的感染风险再次大大降低。然而，即便如此，流感仍是一种全球性流行病，甲型流感病毒仍有可能引发类似 1918 年西班牙大流感疫情。没有人知道下一个危险毒株会在何时何地出现，预测也变得相当困难，这是因为人类随时可能与野生和驯养类哺乳动物及鸟类发生交叉感染。在世界各地的无数乡村，仍会有人猪生活场景过于紧密的现象存在，新的毒株也一直在被"孵化"。

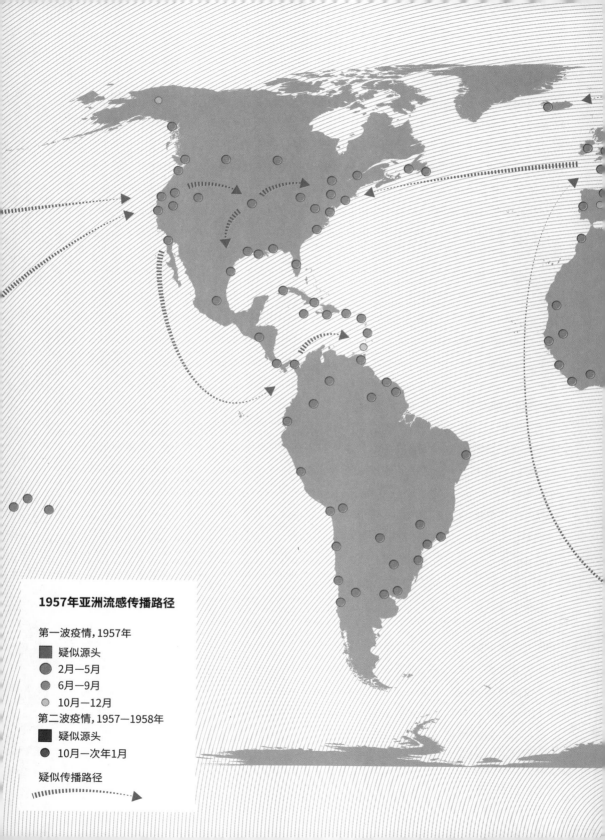

1957年亚洲流感传播路径

第一波疫情，1957年

■ 疑似源头
● 2月—5月
● 6月—9月
● 10月—12月

第二波疫情，1957—1958年

■ 疑似源头
● 10月—次年1月

疑似传播路径

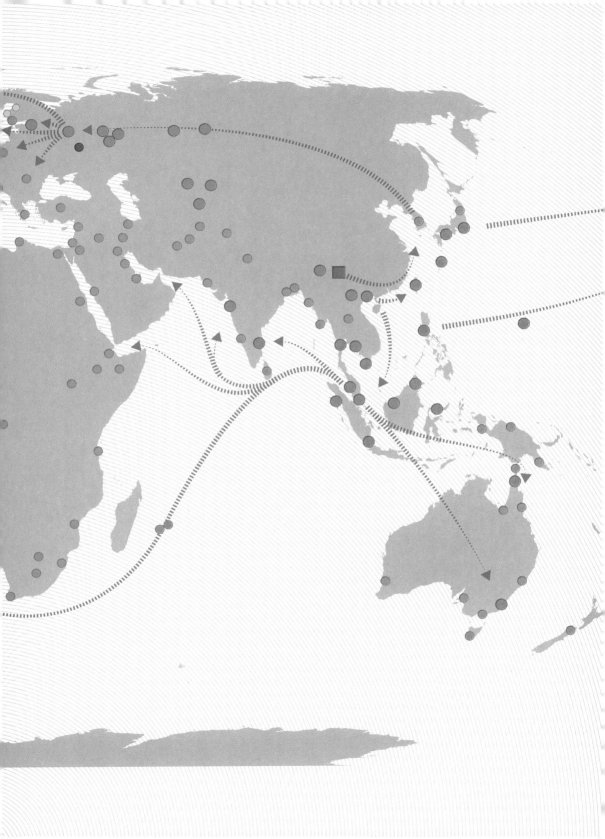

麻风病

病原体	麻风分枝杆菌
传播途径	长期以来被认为是通过与患者接触，但现在认为更有可能是经呼吸道传播。
症状	皮肤结节、溃疡、增厚、变干或僵硬，眉毛和睫毛脱落，麻木，肌肉无力，眼角膜病变。
发病率与死亡率	2017 年约有 25 万例确诊病例。
流行分布	世界部分地区，主要是非洲和亚洲。
预防手段	无疫苗，但较难感染。
治疗手段	抗生素联合用药
全球预防战略	世界卫生组织的目标是彻底消灭这种疾病，2020 年在儿童群体中实现零新感染；关键性干预措施包括尽早发现病例，改善边缘人口的卫生条件并使其获得医疗机会。

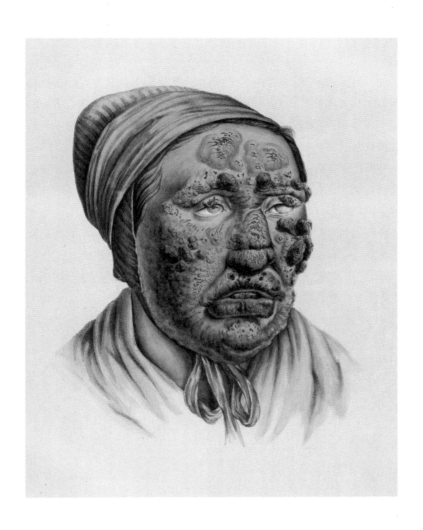

患有麻风病的妇女，
选自 19 世纪挪威麻风病书刊，插图

"麻风病人"一词总会让人联想到一幅可怕的画面：一个面容尽毁的可怜怪物在街上游荡，手里摇着铃，嘴里大喊着"不干净了、不干净了"；人们穿过马路，纷纷躲避他。这也难怪，"麻风病人"早已成为"遭唾弃、被放逐"的代名词。

被诅咒的疾病

长期以来，流行病一直被视为上帝的惩罚，艾滋病毒及其导致的艾滋病就是一个现代范例，但麻风病（汉森病）始终在"惩罚名单"上占有特殊位置。《希伯来圣经》中曾多次提到上帝利用一种被认为是麻风病的疾病来惩罚某个人，其中一处甚至还告诉被惩罚者，这种疾病"必沾染你和你的后代"。

不过，麻风病并不会遗传。它是一种缓慢的进行性疾病，由麻风分枝杆菌引起，多见于热带国家，病原体可在人体内生长长达二十年而没有任何症状，因此很难发现一个人是如何感染麻风病的。

由于这种疾病数百年来一直被视为一种诅咒，而非一种疾病，因此患者通常被带去见牧师，而非医生。《利未记》中曾详细阐述人们如何处理麻风病人，从而影响了几个世纪以来人类对这种疾病的态度：

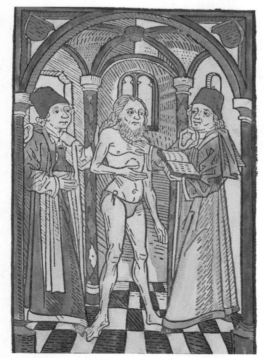

麻风病人，选自《自然之书》，1482 年，木版画

> 衣服被撕裂，露出头，蒙着上唇，喊叫着"不干净了，不干净了"。在那段患病的日子里，人必是不洁净的。既是不洁净的，他必独自居住。他的住处必在营外。

这样一来也就不会给麻风病人留下任何商量的余地。

然而，中世纪的英格兰却没有制定当时盛行于多国的针对麻风病人的法律，后者的麻风病人会被剥夺多种权利，如婚姻权、继承权。英格兰唯一的此类立法是 1346 年颁布的一项法令，内容是禁止麻风病人在伦敦居住。虽然禁令颁布的原因不明，但很可能是针对某个特定事件或情况而采取的措施。有关该禁令对麻风病人的指责，其最好的表达方式是病人对他们给同胞带来的风险漠不关心；最坏的则是"他们中的一些人"是恶意传播疾病，"试图用恶心的缺陷去污染别人，这样一来，为了满足对自己可怜的安慰，就让更多的同胞受苦……"

该禁令的描述是这样的：

> 他们令人憎恶地一再通过交流，通过他们被污染的呼吸，就像通过在妓院和其他秘密场所与妇女性交一样，使那些健康的人受到污染……对居住在这座城市里的其他人造成巨大的伤害。

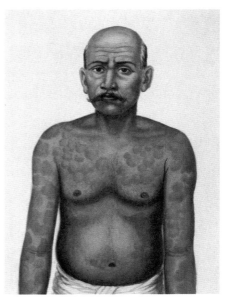

早期麻风病患者，处于反应阶段

不过，麻风病人并不总是受到残忍的对待。一些人认为麻风病的痛苦与基督受难十分相似，这意味着他们可以更接近上帝。例如，在 12 世纪的英格兰，麻风病人通常会得到很好的照顾，这往往是来自教会的指令，或是被送往被称为"麻风病人之家"（lazar houses）的医院。直到 14 世纪伦敦颁布禁令，人们的态度才开始有所转变，其中部分原因是出于当时对鼠疫和黑死病的恐惧。但到那时，麻风病已在欧洲逐渐减弱，有可能是因为人们已经获得了一定程度的免疫力。

追溯历史

追溯疾病的历史一直是一件很棘手的事。由于只有部分记载或含糊的症状描述，通常很难知道描述的是哪一种疾病。麻风病尤其令人困惑，因其许多症状与其他皮肤病十分相似，包括真菌感染，如足以毁容的黄癣疹。

19 世纪皮肤科医生乔治·辛曾这样描述麻风病：

> 犹太作家及古埃及戏剧中所承认的一种明显症状表明，当时和现在一样，都存在着一种特殊的顽疾。它以其症状之严重、治愈之困难及可怕的毁容性和致残性为特征，得以在其他疾病中脱颖而出。

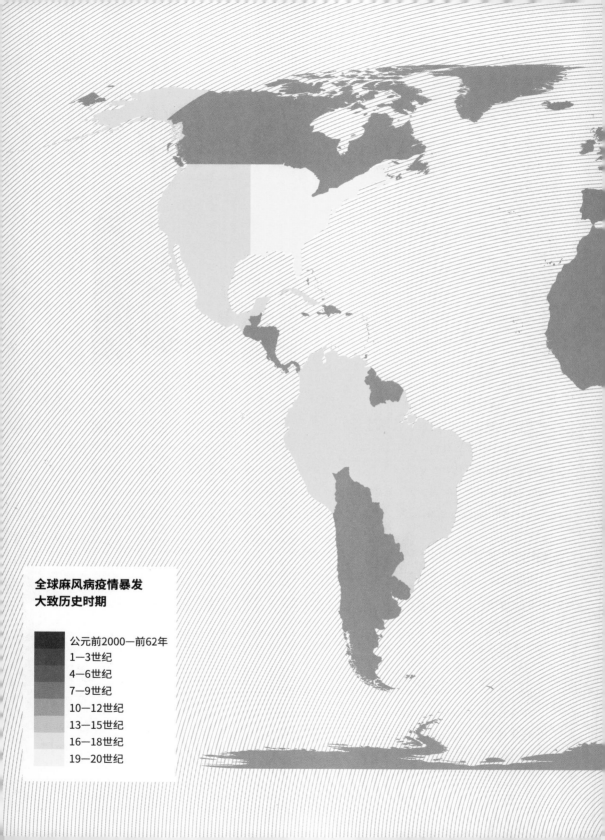

**全球麻风病疫情暴发
大致历史时期**

公元前2000—前62年
1—3世纪
4—6世纪
7—9世纪
10—12世纪
13—15世纪
16—18世纪
19—20世纪

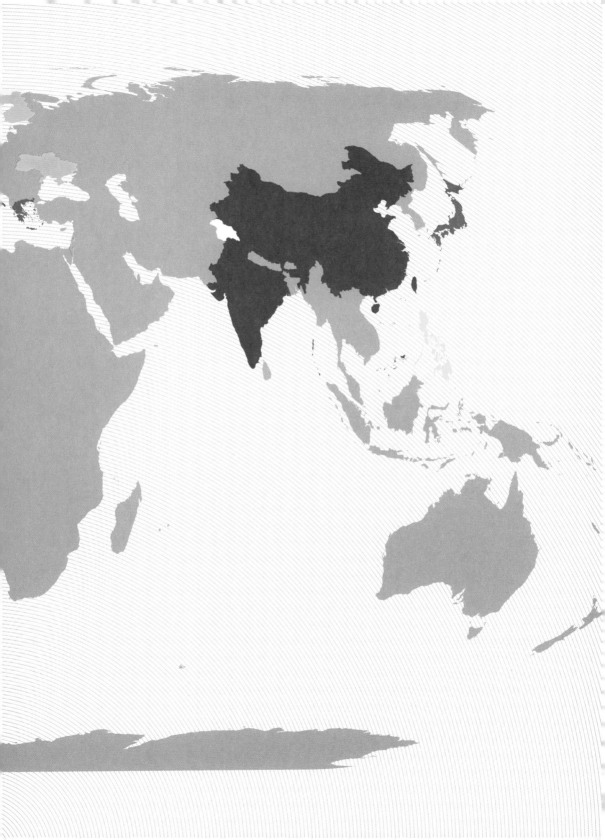

不过，辛所说的犹太作家和古埃及记录的"一种明显症状"尚且存疑。在早期文学作品中，麻风病并没有什么特别之处。

一些历史学家认为，古希腊医生希波克拉底曾在公元前5世纪提及麻风病，同时称这种疾病也可能在中东、印度、中国和罗马的古文献记载中被找到。其中最有力的证据是公元前3世纪的一部中国古籍——《封诊式》。书中将麻风病归类为皮肤病，并将鼻中隔（鼻孔之间的壁）病变纳入麻风病症状；有时这种病变的确是麻风病的一个特征。

目前，学术界一致认为，公元10世纪的波斯医生阿维森纳曾对麻风病进行了明确记述，而圣经中出现的多处描写，包括《利未记》中对病人的处理方法，都被认为是其他皮肤病。2005年，研究人员追溯了麻风分枝杆菌的发展之路，并得出结论：这种疾病要么起源于东非，要么起源于近东，是殖民者、探险家和商人将它引入西非和美洲的。研究人员报告称，18世纪的奴隶贸易将这种疾病从西非带到加勒比海沿岸和巴西，可能还包括南美洲的其他地区。在18世纪和19世纪，美国中西部地区曾出现多例麻风病例，这在时间上也正与斯堪的纳维亚移民的到来发生重合，而挪威当时正经历一场严重疫情。

美国路易斯安那州的野生犰狳是麻风分枝杆菌的自然宿主，但研究人员发现，它们同时也携带欧洲和北美的病原体菌株，这表明它们曾受到人类宿主携带细菌的感染。当然，犰狳也可能将这种疾病传染给人类，但据说这种风险非常低。在2005年的同一项研究中，研究人员不排除是某种远古动物最先让人类感染麻风分枝杆菌，但也不排除与蚊虫叮咬有关。

2009年，更多的相关证据浮出水面。葬于耶路撒冷老城附近的一具男性遗骸经化验显示其患有麻风病，而遗骸年代可追溯至公元1—50年。同年，另一个研究小组报告称，他们在一具印度中年男性的古尸骨骼中发现这种疾病，年代可追溯至公元前2000年。他们还表示，如果麻风分枝杆菌进化于非洲，那么这种疾病很可能在公元前3000年就已经迁移至印度。当时，印度河流域文明（阿富汗东北部、巴基斯坦和印度西北部之间）和美索不达米亚文明（底格里斯河、幼发拉底河水系周围的西亚部分地区）均已经与埃及建立了非常紧密的联系。

消灭麻风病

19世纪时，人们在夏威夷群岛一个面积最小、人口最稀少的小岛上建立了麻风病人聚居区。有关此聚居区的记载不甚明确，但足以表明从19世纪60年代到20世纪60年代左右，至少有8,000人曾被强制迁移和隔离在那里，并且几乎全部是夏威夷当地人口。截至2015年，其中16名患者（73~92岁）仍然在世，另有6人依然生活在岛上。

在麻风病有效治疗方法出现二十多年后的 1969 年，隔离终于被解除，但一些患者已无法离开这个长期以来被他们视为家园的孤立世界。

过去，人们曾认为麻风病具有高度的传染性，但事实上，它很难被传染，其须与未经治愈的患者长期密切接触数月。目前，我们依然不知道这种疾病的传播方式；而起初认为通过与患者直接接触传播的理论，目前已被经呼吸道传播的观点所取代，即当患者咳嗽或打喷嚏时，健康者吸入了被感染的飞沫。

2000 年，世界卫生组织取消了麻风病作为全球公共卫生威胁的地位。总的来说，任何成年人患上麻风病的概率都非常低，因为目前全世界 95% 以上的人口可自然免疫。时至今日，人类依然没有针对麻风病的疫苗，但它已经很容易被治愈。尽早治疗可防止患者出现肢端残疾，因此高危地区的疾病筛查至关重要。

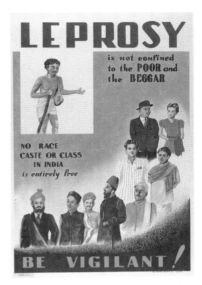

麻风病人不该被歧视，印度麻风病海报，20 世纪 50 年代反歧视运动

然而，这种疾病仍始终在世界部分地区流行。2017 年，全世界共有约 25 万人被诊断患有麻风病，200 万人因此永久残疾。2011 年至 2015 年，绝大多数病例（94%）主要出现在 14 个国家，其中亚洲 7 个（包括印度、孟加拉国）、非洲 6 个（包括刚果民主共和国、埃塞俄比亚、马达加斯加），以及南美洲的巴西。这些国家每年都会报告超过 1,000 例新发病例，美国每年大约有 150～250 例。世界卫生组织制定的一项旨在消灭麻风病的战略，其中包括实现 2020 年儿童零新感染的目标。2016 年，在新诊断出的 216,108 例麻风病例中，有 18,482 例（近 9%）为儿童，其中部分患儿已出现致残迹象。

除了致力于消灭疾病本身，世界卫生组织同时也在努力消除麻风病的污名。该组织表示，这些污名意味着成年患者仍然难以融入社会，儿童患者受到霸凌，并失去受教育的机会。以印度为例，其法律中有 16 条明确歧视麻风病患者的规定，包括可将麻风病作为申请离婚的条件。直到 20 世纪，许多发达国家的麻风病人仍会被鼓励或强制与健康者分居生活。这些污名正在阻止人们接受诊断和治疗，从而阻碍了消灭这种疾病的努力，特别是对于弱势群体，如移民、流浪者和极端贫困或难以获得医疗服务的人。

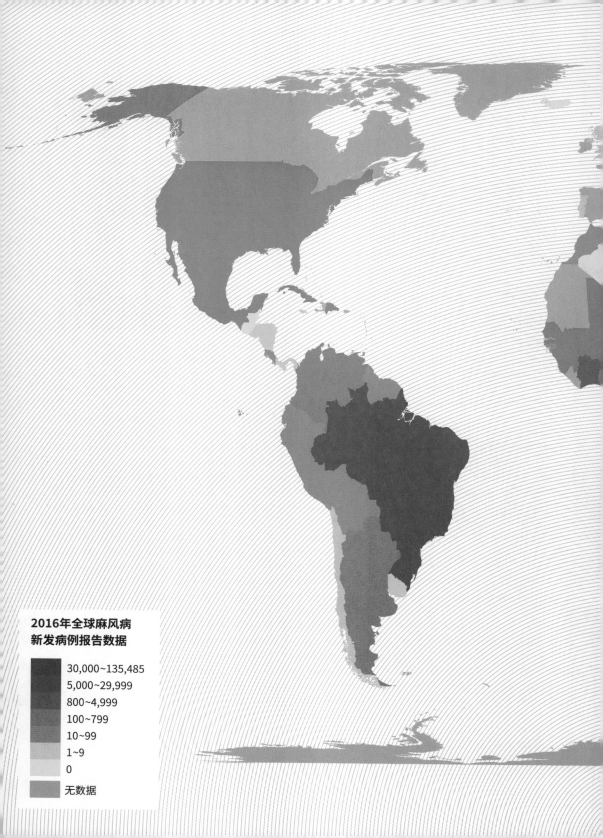

**2016年全球麻风病
新发病例报告数据**

30,000~135,485
5,000~29,999
800~4,999
100~799
10~99
1~9
0

无数据

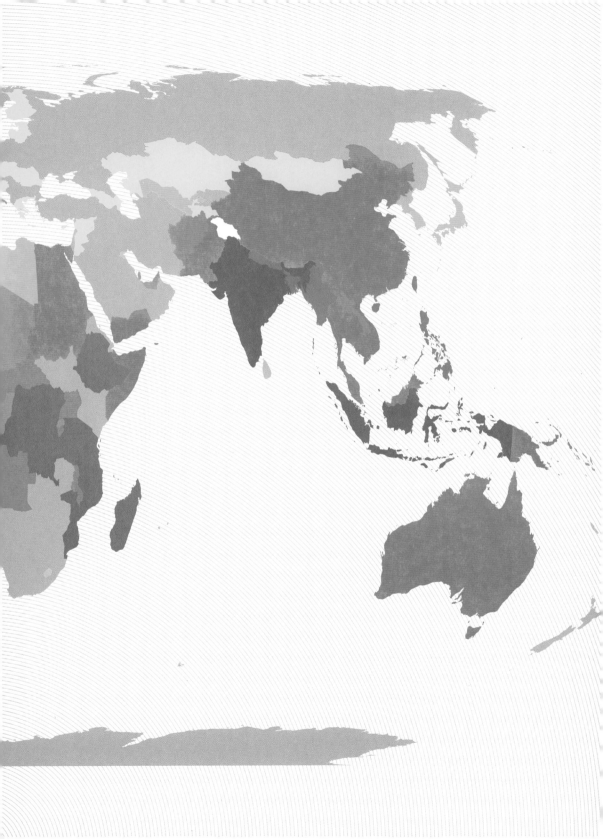

麻疹

病原体	副黏病毒科麻疹病毒属
传播途径	呼吸道，高度传染性。
症状	发热、流鼻涕、咳嗽、结膜红肿、咽喉痛，随后出现全身斑丘疹。
发病率与死亡率	2016 年约 9 万人死亡。
流行分布	全球
预防手段	麻疹 / 流行性腮腺炎 / 风疹联合疫苗（MMR）接种
治疗手段	目前无特殊治疗方法，只能通过药物缓解发热、肌痛等症状。
全球预防战略	世界卫生组织"全球疫苗行动计划"的目标是 2020 年或之前消灭麻疹。

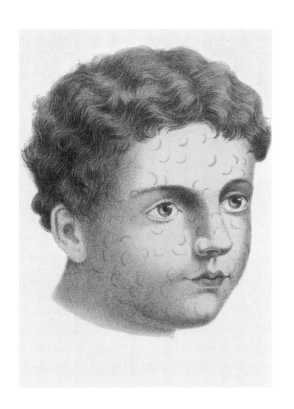

麻疹患儿，约 1912 年，插图

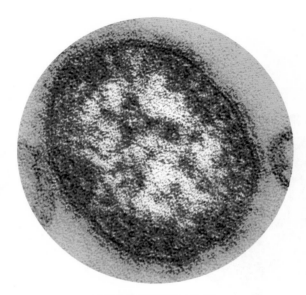

麻疹病毒球形颗粒显微图像

当克里斯托弗·哥伦布于 1492 年踏上美洲新大陆时，许多人认为这位探险家同时也带去了致命病毒，其中麻疹就是最致命的疾病之一。一种有关其凶猛程度的理论认为，这种新病原体摧毁了当地土著，因为他们之前从未接触过它，因此毫无免疫力。但这种说法也遭到了一些历史学家的反对。

将疾病传染给弱势人群

这是一种引人注目的说法，虽然并不唯一，但足以说明探险家、移民和商人是如何将世界各地的传染病携带到全新的领地。这也并不是一条单行道：当携带者返回各自的国家时，他们又把新的病原体带到了那里。

16 世纪，西班牙殖民者将麻疹和天花一起带入加勒比海沿岸、墨西哥和中美洲，这两种传染病共同向中美洲和秘鲁发起攻击。一些历史学家认为，这也正是为何少数征服者可以征服整个阿兹特克帝国和印加帝国的原因所在。

麻疹只会感染人类和猴子，通常通过直接接触和空气传播。麻疹病毒通常先感染呼吸道，然后扩散至全身。它传染性极强，数千年来已造成数百万人死亡，并且一旦被引入一个新的物种种群，毒性就会被放大，正如在哥伦布的"新世界"所表现的那样。

在已有免疫人群中，麻疹的死亡率很低，平均 5,000 名患者中约有 1 人死亡。然而，对于一周岁以下的婴儿和营养不良或免疫力低下的儿童来说，感染的风险要高得多。20世纪在非洲西部开展的一项研究表明，人口密度过大会加剧这种疾病，这可能也是贫困儿童死亡率更高的原因。这些生活在人口密集地区的患病儿童之所以会遭受更为严重的损害，仅仅是因为他们接触病毒的次数更多或病毒载量更大。同时，他们还可能接触到一些慢性传染病（如结核病），这同样会损害他们对抗麻疹等急性传染病的能力。

历史悠久的病毒

麻疹病毒被认为是公元前8000年至公元前3000年在中东地区人群中找到的立足点。当时，人类开始大规模群居并放牧牲畜，而麻疹病毒与引起犬瘟和牛瘟的病毒存在关联（后者可导致整群牛死亡，但在2011年被消灭），因此其很可能是在某个时期从动

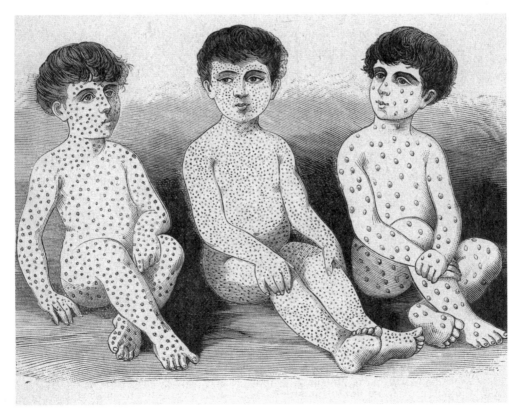

患病男孩，分别感染麻疹（左）、猩红热（中）、天花（右），约1880年

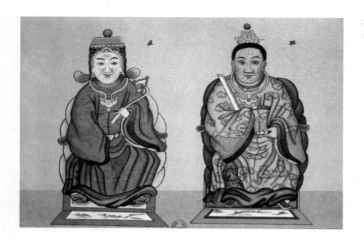

疹神（左）和痘神（右）。选自禄是道《中国民间崇拜》，上海，1911—1920 年

物传播给了人类。

由于麻疹和天花均可以迅速传播，并都会产生皮疹和溃疡，因此这两种疾病被人们混淆了数百年。据传，公元 4 世纪的中国医药学家葛洪是尝试将二者区分开来的第一人，随后是三百年后的古埃及基督教牧师亚伦。不过，首次对这两种疾病进行详细鉴定的人常常被认为是 10 世纪的波斯医生穆罕默德·伊本·扎卡里亚·拉齐。

麻疹的感染史虽然悠久，但更为明确的首次暴发记载直到 11—12 世纪才出现。"麻疹"（Maesles）一词来自古英语，意为"污点"或"脓包"，但其早期名字"Morbilli"则来自意大利语，意为"小疾病"，以区别于"大疾病"或"瘟疫"。

小岛居民

有关夏威夷一个年轻国王和王后的悲惨故事，可以被用来描述麻疹病毒在感染无接触史患者时的强大威力。1824 年，这对国王夫妇前往伦敦，希望觐见英国国王乔治四世。就在回国短短数周后，夏威夷王室成员几乎全部感染麻疹；而大约 7~10 天前（麻疹典型潜伏期），王室一行人曾参观英国皇家军事收容所，那里住着数百名士兵和儿童。不到一个月，国王夫妇双双离世。

当时的夏威夷还不知道麻疹的存在，但 1848 年，一切开始发生戏剧性变化，先是麻疹和百日咳，然后是一系列不同的流行病开始袭击这里。人们认为，麻疹可能来自墨西哥或美国加利福尼亚州，然后迅速席卷整个群岛，导致 10%~33% 的岛民死亡。19世纪，夏威夷再次频繁暴发麻疹疫情；1936 年至 1937 年，另一场大规模疫情夺去了

205 人的生命。

在麻疹袭击夏威夷的两年前，这种疾病还曾袭击另一个群岛。在位于冰岛和挪威之间的北大西洋，法罗群岛上的 7,782 名居民中有超过 75% 的人口患病，超过 100 人死亡。丹麦医生彼得·路德维希·帕纳姆针对疫情特征展开研究，并追踪了病毒在村落之间的传播路径。在一篇关于流行病学的经典文章中，他声称曾在 1781 年麻疹暴发期间感染麻疹的老年人此次均未受到感染。这一发现后来还成为研发麻疹疫苗的关键。

1875 年，太平洋群岛上的另一个王室也被麻疹击中。这一年，英国皇家海军巡洋舰"黛朵号"抵达斐济，载着斐济国王卡考鲍及两位王子从澳大利亚新南威尔士州进行国事访问归来。国王在悉尼感染麻疹后，又将病毒传染给两个儿子。在接下来的十天里，王室宴请了 69 位酋长及其随从，共计约 500 人。与此同时，其他携带麻疹病毒的乘客也乘坐另外两艘船相继抵达并被允许登陆斐济。根据当地总督的记录，由此引发的疫情共导致 4 万人死亡，占当地人口总数的三分之一。而深感震惊的岛民坚信，这场灾难的罪魁祸首要么是毒药，要么是巫蛊。

然而，伦敦流行病学协会发表的一份目击者报告称，斐济疫情的高死亡率并不仅仅是由疾病引起的：

> 袭击如此突然和彻底，村里所有人都顷刻间倒下，没有人能获取食物，或者，即使能获取，也没有人能为自己或他人做饭。人们在富足中死于疲劳和饥饿。

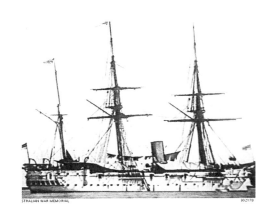

英国皇家海军巡洋舰"黛朵号"右舷侧视图，船身为白色，代表执行热带地区航行任务，约 1871 年

对疾病的预防

第一次世界大战之后，英国麻疹死亡率显著下降。医学史专家对其原因进行了推测，其中一种理论指出，一些战时福利措施可能导致了妇女成为工薪家庭的主要收入者，从而增加了儿童在家庭食物供给中的配额。

1954 年，曾在"二战"期间担任轰炸机飞行员的医生托马斯·C. 皮布尔斯分离出了麻疹病毒。1963 年，一种安全有效的麻疹疫苗终于问世。2016 年，全世界约有

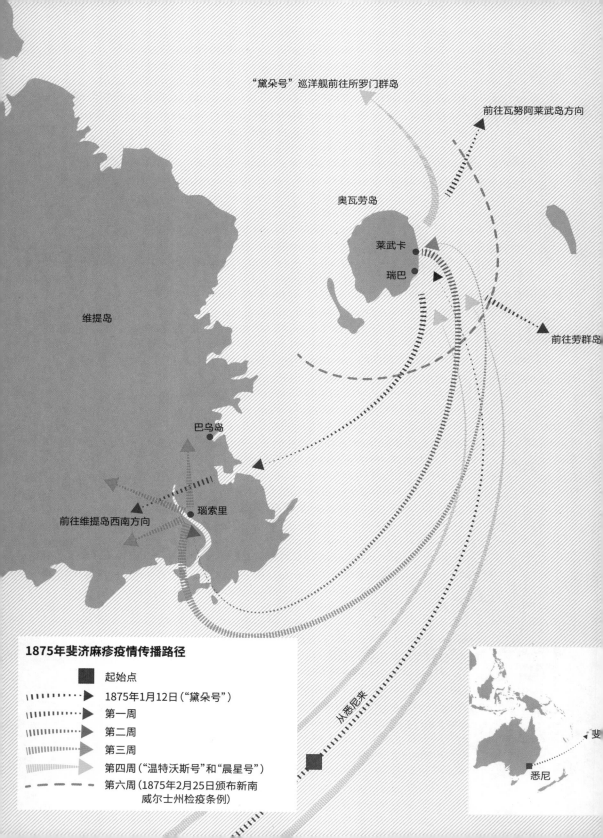

"黛朵号"巡洋舰前往所罗门群岛

前往瓦努阿莱武岛方向

奥瓦劳岛

莱武卡
瑞巴

前往劳群岛

维提岛

巴乌岛

前往维提岛西南方向

瑙索里

从悉尼来

1875年斐济麻疹疫情传播路径

■ 起始点

⋯▶ 1875年1月12日("黛朵号")

▶ 第一周

▶ 第二周

▶ 第三周

▶ 第四周("温特沃斯号"和"晨星号")

-- 第六周(1875年2月25日颁布新南
威尔士州检疫条例)

斐

悉尼

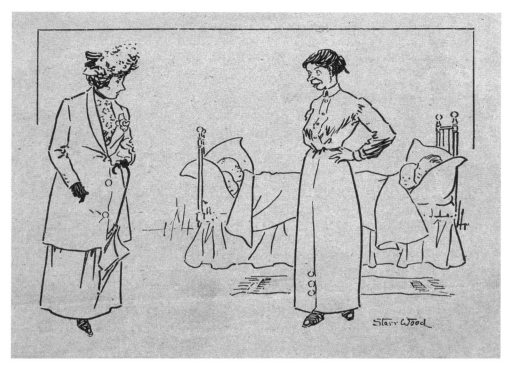

一位母亲对护士说，她患有麻疹的孩子和健康的孩子分别睡在床铺的两端，因此没有感染风险，1915 年，漫画

85% 的儿童在出生第一年就接种了麻疹疫苗，比 2000 年的 72% 有所增加。世界卫生组织报告称，从 2000 年到 2016 年，麻疹疫苗已预防全球 2,040 万人口患病，从而使疫苗成为"公共卫生领域最伟大的商品之一"。

可即便如此，麻疹依然存在重大威胁。2016 年，全球共有 89,780 人死于麻疹，而在 2017 年和 2018 年，世界卫生组织警告称，麻疹再次在疫苗接种率下降的欧洲部分国家有所蔓延，并呼吁至少 95% 的人口须接种疫苗，以实现对麻疹的群体免疫，从而拥有足够数量的受保护人群，防止疾病的传播。

2017 年，欧洲麻疹病例数量与 2016 年相比增加了三倍，共计超过 2.1 万例，35 人死亡。感染患者分布在欧洲 15 个国家，尤其是罗马尼亚（5,562 人），其次分别是意大利（5,006 人）和乌克兰（4,767 人）。世界卫生组织欧洲地区负责人表示，这是"我们无法接受的悲剧"。罗马尼亚的高发病率被归咎于疫苗短缺、反疫苗运动和难以覆盖边缘化群体的综合因素，但欧洲其他地区麻疹的死灰复燃却主要归咎于反疫苗运动的日益抬头。

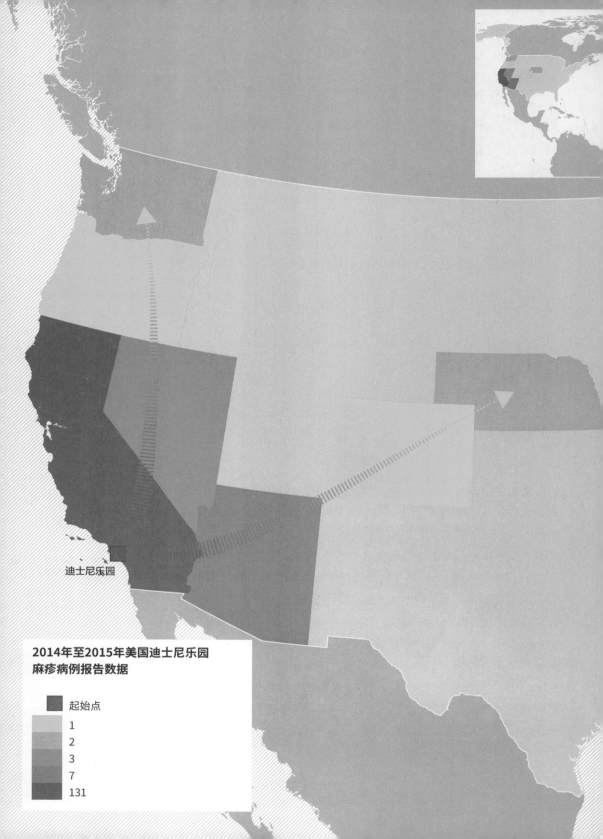

迪士尼乐园

**2014年至2015年美国迪士尼乐园
麻疹病例报告数据**

起始点

1
2
3
7
131

反疫苗运动的背后

1998 年，免疫接种在欧洲和美国遭遇重大挫折。受人尊敬的英国医学期刊《柳叶刀》发表了胃肠病学家安德鲁·韦克菲尔德的一篇文章，声称发现 MMR 疫苗与小儿自闭症和肠道疾病之间存在联系。韦克菲尔德的结论是错误的，他本人后来也被英国医学会除名，然而他的行为所带来的恶劣影响至今仍在。

1997 年，也就是韦克菲尔德发表文章的前一年，英国麻疹疫苗接种率一直保持在 91% 以上，1998 年开始下降，而 2003 年至 2004 年的全国麻疹接种率降至仅为 80%，在部分地区甚至更低。1998 年至 2004 年疫苗接种率的骤降导致英国麻疹发病率的升高。以威尔士的斯旺西市为例，2012 年 11 月至 2013 年 7 月，该地区共出现超过 1,200 例麻疹病例，这是自 MMR 疫苗问世以来威尔士地区病例最多的一次。

于是，一些国家（如法国和意大利）开始强制规定疫苗接种。同样，在美国，麻疹卷土重来，加利福尼亚州政府不再将父母的个人信仰作为拒绝为孩子接种疫苗的正当理由。世界卫生组织发布旨在提高公众意识和改善疫苗供应的计划，并声称："疾病的短暂反击不能阻止我们做出承诺，承诺让我们的孩子成为永远摆脱这些疾病的一代人。"自 2004 年起，疫苗接种率再次回升，并于 2013 年达到 90% 左右。

最近暴发

2000 年，美国政府宣布彻底消灭流行性麻疹，当然，这并不包括输入性病例。2015 年，美国再次暴发两次麻疹疫情，病例共计超过 600 例。第一次疫情是一名传教士从疫情肆虐的菲律宾返回后，俄亥俄州未接种疫苗的阿米什人聚居区遭到麻疹袭击；另一次则是与加利福尼亚州迪士尼乐园有关的跨州疫情，专家们虽未能确认传染源，但怀疑是外国游客将病毒带入，而且也的确发现迪士尼病毒类型与菲律宾疫情病毒类型高度吻合。

2014 年春天，越南估计共报告 21,639 例疑似麻疹病例，其中 142 例死亡与麻疹相关。2016 年 8 月，缅甸北部偏远地区至少有 40 名儿童感染麻疹并死亡，此次疫情可能是由该地区卫生基础设施薄弱且缺乏接种疫苗造成的。根据世界卫生组织全球疫苗行动计划，该组织划分的全球六大地区已全部制定"2020 年或之前彻底消灭麻疹"的目标。

猩红热

病原体	链球菌，通常为 A 组溶血性链球菌。
传播途径	呼吸道、接触被污染物品（毛巾、床单）
症状	发热、咽喉痛、明显红色皮疹
发病率与死亡率	无全球数据，但基本上被排除为主要"杀手"。
流行分布	最近包括英国在内的多国病例激增。
预防手段	与感染者接触时注意防护。
治疗手段	抗生素、退烧药物

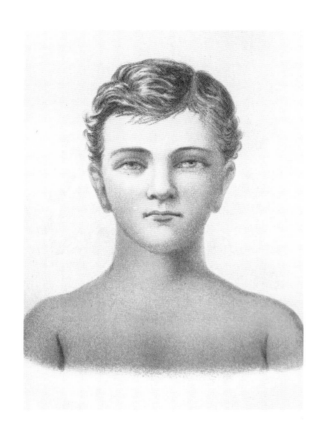

猩红热患儿，约 1912 年，插图

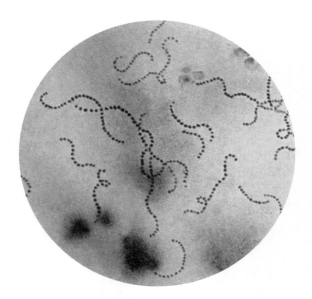

引发猩红热的化脓性链球菌

鼠疫已经被消灭。在这个国家，霍乱不太可能再有当年之势，天花疫情如今已受到控制，斑疹伤寒也已被清出监狱。然而，猩红热却迟迟无法让我们取得胜利。

1879 年，英国阿伯丁大学助产学及妇幼疾病学教授威廉·史蒂芬森如是写道。事实上，在当时的英国和西欧，猩红热的致死率已在下降，尽管这些国家和地区刚刚经历过一次发病高峰。1836 年至 1840 年，英国死于猩红热的人数（主要是儿童）几乎翻了一番。在随后的三十年里，一系列因猩红热疫情导致的死亡率继续攀升。到 19 世纪 70 年代，这种疾病已成为儿童群体中最为致命的传染病。

贫困儿童面临的双重威胁

1870 年，猩红热在英格兰和威尔士共造成 32,543 名儿童死亡。虽然死亡率高的部分原因是这种疾病的传播范围更广，但它的确也变得更加危险。1858 年至 1859 年暴发的猩红热疫情与白喉疫情的卷土重来发生重叠，而后者也是对儿童尤为致命的咽喉疾病。

19 世纪 80 年代，猩红热仍然非常普遍，但随着感染症状趋于温和，死亡率开始慢慢下降。然而，风险始终还在身边。1910 年，日后成为首位工党籍英国首相的下议院议员拉姆齐·麦克唐纳痛失幼子大卫，大卫当时正从猩红热中恢复，却又不幸染上白喉，这种双重打击对于大卫来说难以承受。六个月后，大卫的母亲玛格丽特的朋友艾达·索尔特因猩红热失去了八岁的女儿乔伊斯。索尔特一家在伦敦的贫困区伯蒙德赛生活和工作，女儿乔伊斯之前曾在两次感染中幸存，但第三次感染彻底击垮了她。

众所周知，贫困地区儿童感染疾病的风险要高得多，在大卫去世前一年的 1909 年，伯蒙德赛共发生 411 例猩红热病例，8 人死亡；而相比之下，富人区汉普斯特德则只有 101 例病例，没有人死亡。不过，一旦受到感染，患者始终无法幸免：麦克唐纳一家也是住在富裕的布卢姆斯伯里广场。

相似的症状，不同的疾病

猩红热的病原体是化脓性链球菌，其所属菌种会导致人类感染多种不同疾病——从轻微到致命。不同的化脓性链球菌菌株所引起的疾病严重程度存在很大差异。直到 20 世纪，俄国和东欧国家仍在饱受一种毒性极大的猩红热菌株的折磨。

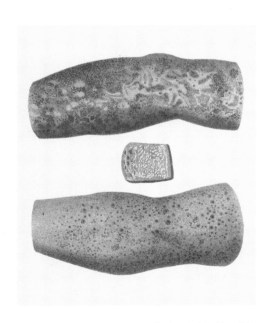

猩红热对人体的影响，约翰·帕斯，选自约翰·威尔克斯的《伦敦百科全书》，1822 年，手工着色铜版点刻版画

有关猩红热何时何地以及如何首次出现并感染人类，包括其在世界各地的传播路径，至今仍然是一个谜。这种疾病多见于温带气候地区，主要发病于冬季。与其类似的疾病描述可追溯至 2500 年前的古希腊。几个世纪以来，猩红热在英国一直处于较低发病率，但由于与白喉症状相似，即都会引起咽喉痛、舌头肿胀和高热，且易感人群都是儿童，因此这两种疾病的早期历史常常十分模糊。

猩红热和白喉都有极高的传染性，均主要通过空气中的飞沫传播。在 20 世纪早期，这两种疾病的死亡率都在 15% ~ 20% 左右。直到 19 世纪 40 年代，许多医生仍然认为猩红热和白喉是同一种疾病的不同表现形式，但其各自负责致病的病原体却截然不同，包括某些独特症

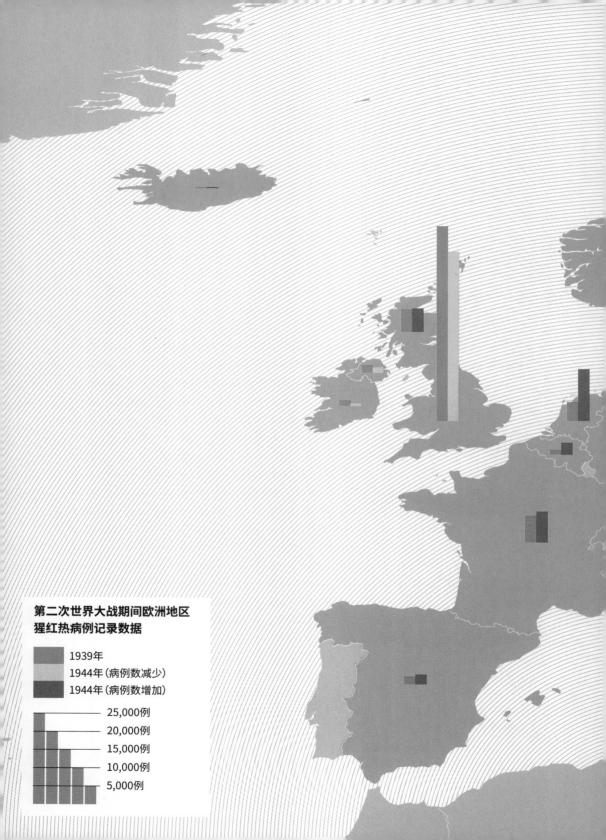

**第二次世界大战期间欧洲地区
猩红热病例记录数据**

1939年

1944年（病例数减少）

1944年（病例数增加）

25,000例

20,000例

15,000例

10,000例

5,000例

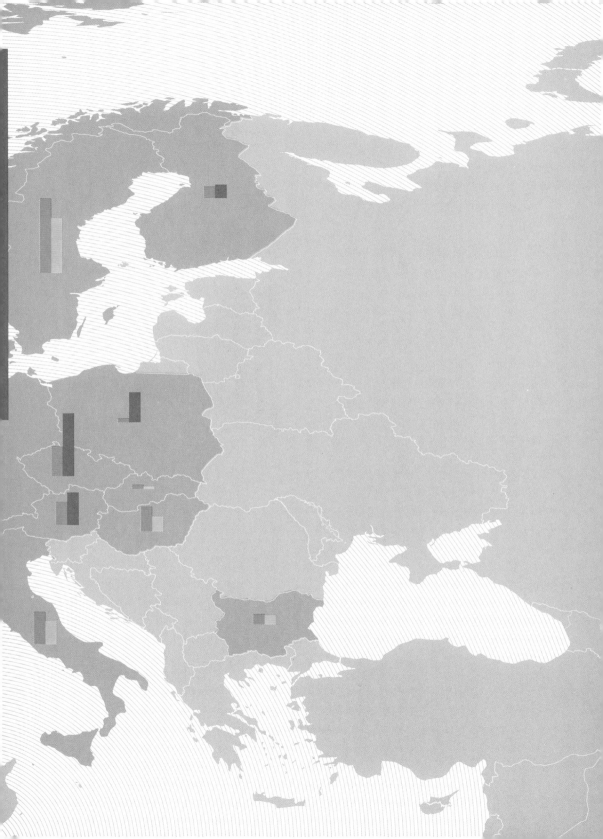

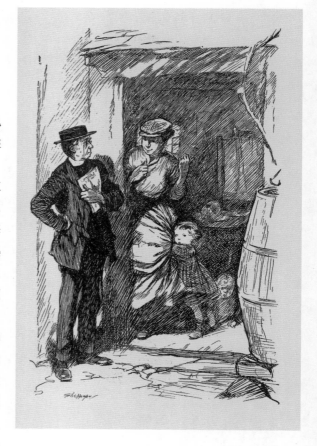

一位乡村牧师拜访一个有猩红热患儿的家庭。牧师问："我猜你应该把他隔离得很好吧？"主妇回答道："当然，先生，他一直待在那个晾衣架后面，除了吃饭，从不和我们接近。"木刻版画

状。比如类似砂纸的粗糙的猩红色皮疹为猩红热所特有，且没有白喉令人窒息的伪膜（见第 11 页）。

更令人困惑的是，猩红热的红疹很难让人区分其与麻疹的不同。17 世纪的英国医生托马斯·赛登海姆曾试图解释这个难题："（猩红热患者的）全身皮肤会布满小红斑，且数量更多、面积更大、颜色更红，但并不像麻疹那样均匀分布。"

人们普遍认为，首次对猩红热症状做出清晰描述的是 10 世纪的波斯医生穆罕默德·伊本·扎卡里亚·拉齐。之后，16 世纪的意大利医生乔瓦尼·英格拉西亚将其定义为一种特殊疾病，并在 1553 年暴发于意大利巴勒莫的一次猩红热疫情中将其描述为"猛烈的红疹"，后又称"玫瑰疹"；但直到 1676 年，赛登海姆才正式将其拉丁语名字定为"febris scarlatina"，即"猩红热"，灵感来自皮疹的颜色。

突然成为主要杀手

起初，在 17 世纪时，猩红热似乎相当罕见和轻微，通常只是小规模局部暴发，也可能只会影响少数家庭。赛登海姆显然丝毫不担心猩红热的威胁，称其"不过是去年夏天炎热引起的适度的血气上涌"。他建议医生不要过度放血或灌肠，只须告诫病人忌肉类和"各种烈酒"，并建议他们留在房中静养，但不一定一直躺在床上。

但就在赛登海姆发表这一结论的同时，猩红热开始在欧洲城镇大规模暴发。疫情于

1677 年传到丹麦，1684 年传到苏格兰，1735 年传到美国。这些疫情暴发得越来越有规律，也越来越致命，因此很可能是致病细菌已发生变异。在英国，猩红热的致死率从18 世纪晚期的 2% 上升到了 1834 年的 15%，在一些城市，死亡率甚至达到 30% 以上；这使猩红热成为当时最致命的疾病之一。1901 年，猩红热夺去了美国慈善家约翰·D. 洛克菲勒的孙子，这也为这位百万富翁本已制订的传染病研究中心计划注入了新的动力。

20 世纪初，一种更加温和的菌株"重现江湖"。到 20 世纪 20 年代中期，英格兰和威尔士每年死于猩红热的人数降至 900 人左右。澳大利亚也是如此。1833 年，塔斯马尼亚岛出现第一例猩红热病例；1841 年，维多利亚州和新南威尔士州出现第一例病例；从那时起，直到 1910 年，这种疾病一直是澳大利亚的主要"杀手"，但随后死亡率开始下降。

在第二次世界大战期间的英国，成千上万的伦敦学童被疏散到乡下以躲避纳粹德国的闪电战。公共卫生专家曾警告称，从一个有猩红热等传染病史的城市大规模向外疏散儿童，很可能会在此前几乎没有接触史的乡村儿童中间传播这些疾病。事实果然如此，在此次疏散的两个主要阶段（1939—1940 年、1944—1945 年），猩红热和白喉的发病率在接收伦敦儿童的 14 个区县内都出现大幅度上升。

威胁已经解除？

目前虽然还没有针对猩红热的疫苗，但 20 世纪 40 年代的青霉素以及近期其他类型的抗生素，已经在很大程度上消灭了猩红热。即便如此，这种疾病仍会以较温和的形式偶尔暴发。在中国，猩红热病例从 2002 年的 15,234 例增加到了 2015 年的 62,830 例，2011 年的一场疫情再次波及中国及韩国的 67,358 名儿童。在中国香港地区，2017 年前11 个月共报告近 2,000 例病例，与 2016 年同比增加了近 60%。

自 2014 年以来，英国的猩红热病例开始急剧增长。2016 年，英格兰公共卫生局报告称重症病例略有增加，并宣布政府会密切监测疫情发展。2018 年 2 月，英国医生再次收到猩红热病例异常警告。尽管病例激增的原因尚不可知，但专家认为，常规人群免疫力下降或更强菌株的出现都有可能是造成激增的原因，甚至是二者共同发挥作用。

非典（SARS）

病原体	严重急性呼吸综合征冠状病毒（SARS 冠状病毒）
传播途径	尚未完全了解，但普遍认为是与感染者密切接触，主要经呼吸道，也通过接触感染者呼吸道分泌物。
症状	流感样，包括发热、乏力、肌痛、头痛、腹泻、畏寒等。
发病率与死亡率	自 2004 年以来，截至 2018 年年中，无病例报告。
流行分布	目前无病例，但仍有可能在全球暴发和传播。
预防手段	尽早通报，隔离感染者和接触者。
治疗手段	无特殊治疗手段，常规抗病毒药物和治疗方法，用于呼吸支持、预防肺炎及消除肺水肿。
全球预防战略	全球监测以发现新疫情，尽早通报并加以遏制。

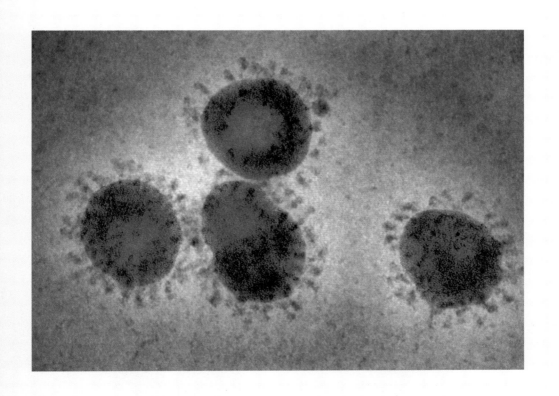

SARS 冠状病毒显微图像

2002 年 11 月 16 日，一名来自中国广东省的年轻男子被送往佛山市第一人民医院，他似乎患上了一种不同寻常的肺炎。后来，他康复出院，但他究竟如何以及为何会感染上这种疾病，至今仍是一个谜。在接下来的几周里，更多的人被诊断出患有似乎同样的疾病，但并不是所有人都像这位年轻男子一样幸运，其中几个人医治无效死亡。

从东方快速扩散

　　三个月后，一位新近医治过广东病例的医学专家前往香港参加一场婚礼。然而，在入住香港京华国际酒店后，他开始感到身体不适，几天后，他去世了。在不到 24 小时里，他将这种疾病传染给了其他几位客人，其中包括一名 78 岁的加拿大妇女。两天后，这位妇女飞回多伦多的家中，开始出现类似肺炎的症状，最后于 3 月 5 日死亡。在接下来的几周里，随着媒体的蜂拥而至，加拿大共报告约有 400 人出现类似症状，超过 2.5 万名多伦多居民被隔离，其中 44 人死亡。

　　同时入住香港京华国际酒店的客人中还有华裔美籍商人陈强尼，他是在飞往越南的航班上发病的，被收治于河内的一家医院，并在那里去世。但在此之前，这种疾病早已蔓延至医务人员和其他患者身上。当时，来自世界卫生组织的流行病学专家、意大利

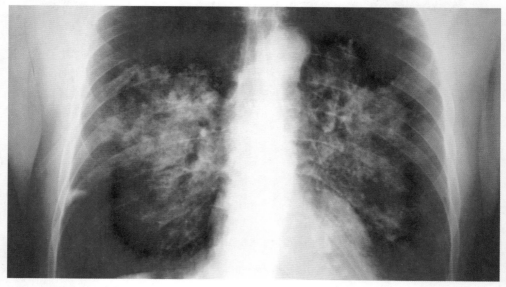

SARS 患者的胸部 X 光片

医生卡洛·乌尔巴尼正在河内工作。他接到医院的紧急求助电话，立刻前往调查此次疫情。乌尔巴尼最后得出结论，人类正在应对一种全新的传染病，并立刻向世界卫生组织发出警报。不久后，他也受到感染，不幸去世。

2003 年 3 月中旬，伦敦《星期日泰晤士报》发表一篇名为《"致命病毒"抵达欧洲》的报道，称从纽约飞往新加坡的 150 名乘客已迫降法兰克福接受隔离，因为他们担心自己可能感染了"一种对常规治疗无效的新型肺炎"。流行病暴发期间的隔离政策是最古老且最具争议的公共卫生措施之一，但在 21 世纪，面对不确定性且无疫苗的危急情况，各国政府只能继续诉诸这种做法。

截至 3 月的第三周，包括意大利、爱尔兰、美国和新加坡在内的 13 个国家相继出现 350 例疑似病例，其中 10 人死亡。两周后，这些数字分别上升到 18 个国家 2,400 例疑似病例和 89 人死亡。世界卫生组织向中国派出多国专家小组进行调查，美国也将"非典"列入必须接受个体隔离的疾病名单。

国际社会的应对

世界卫生组织表示，乌尔巴尼医生的行动让许多新发病例得以被尽早发现，并在感染大量患者之前进行了隔离。该组织向世界各地的医生发出须警惕 SARS 的警告，《国际卫生条例》在控制疫情方面也发挥了重要作用。《国际卫生条例》于 1969 年首次颁布时旨在帮助监测并控制霍乱、鼠疫、黄热病和天花疫情，2005 年 SARS 暴发后，世界卫生组织对该条例进行了修订，以覆盖新出现和反复出现的传染病类型。

在乌尔巴尼发病的前两周，中国卫生部曾报告称广东省出现 305 例"不明原因急性呼吸综合征"病例，其中 5 人死亡。三天后，中国政府告知世界卫生组织，其首例病例早在四个月前就已被发现。同年 2 月底，世界卫生组织正式宣布，导致此次疫情的传染病被定名为"严重急性呼吸综合征"（非典型性肺炎）。

中国政府宣布"即刻建立国家医疗应急机制，重点是公共卫生信息和早期预警报告机制"。与此同时，中国南方和香港的肉类市场因担心食用感染 SARS 病毒的动物而被禁止开放。

4 月 22 日，尽管病例数开始趋于平稳，美国疾病控制与预防中心仍警告称："我们无法预测 SARS 最终会去向何方，以及结局会有多严重。"

除健康风险之外，SARS 也对各国经济造成重创。截至 2003 年 4 月底，泰国和新加坡的旅游收入分别下降 70% 和 60%。与此同时，英国外交部建议人们不要前往中国内地部分地区、香港和多伦多旅游。

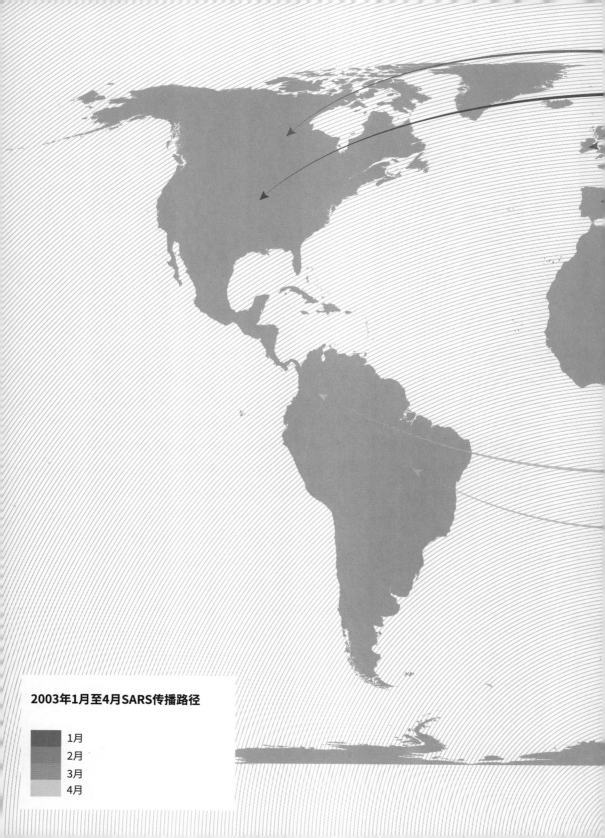

2003年1月至4月SARS传播路径

1月
2月
3月
4月

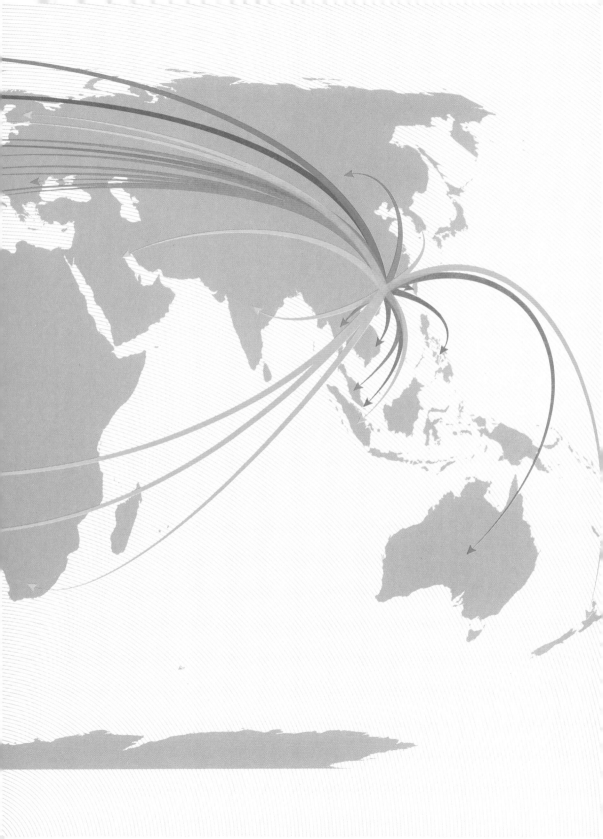

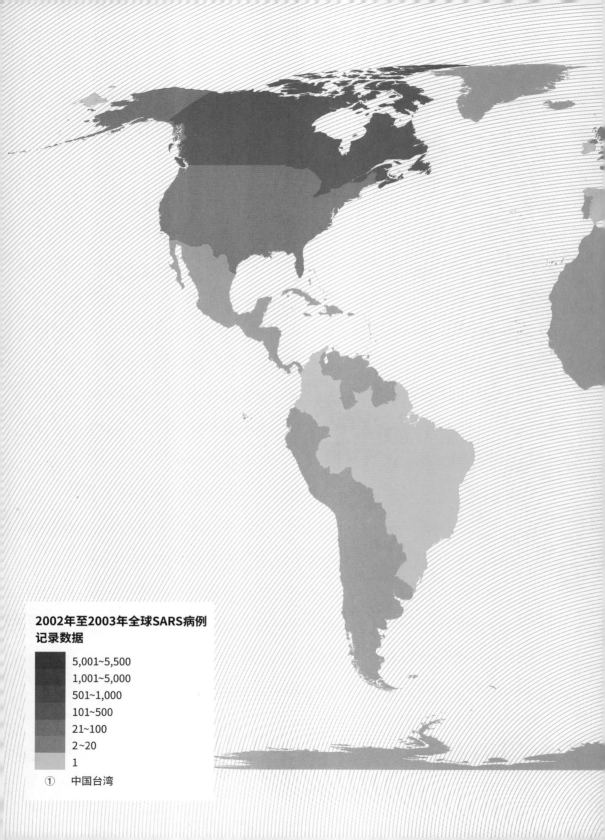

**2002年至2003年全球SARS病例
记录数据**

- 5,001~5,500
- 1,001~5,000
- 501~1,000
- 101~500
- 21~100
- 2~20
- 1
- ① 中国台湾

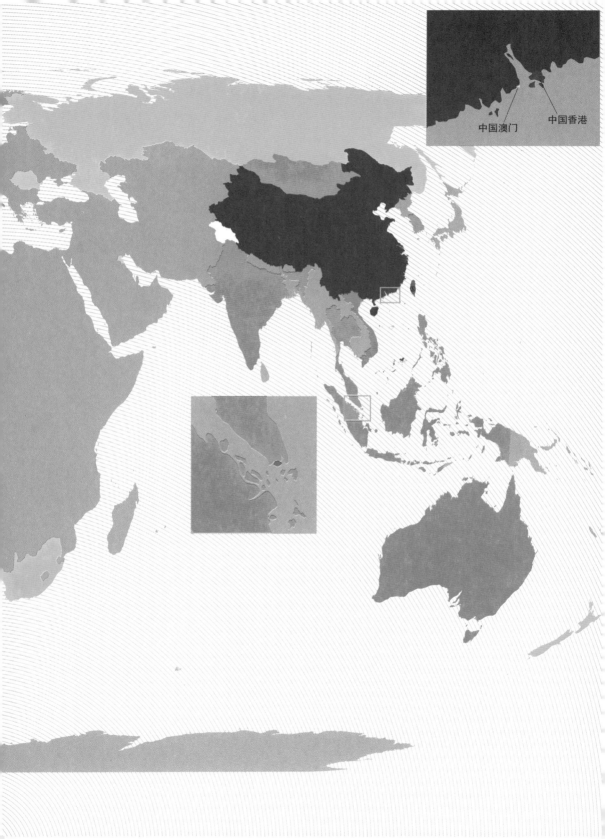

中国澳门　　中国香港

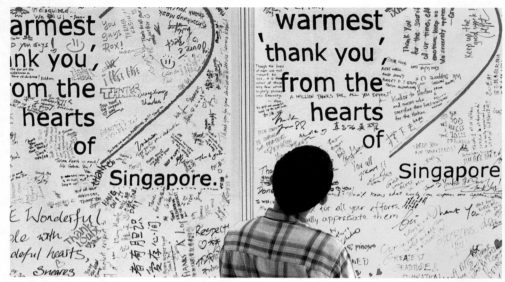

向照顾 SARS 患者的医务人员致谢，新加坡，2003 年

一种新型的致命冠状病毒

2003 年 4 月，中国香港研究人员发表论文称，可以确定一种被称为冠状病毒的新型毒株为 SARS 的病原体。"冠状病毒"（coronavirus）一词在拉丁语中意为"王冠""光环"，意指病原体表面的冠状突起。这种特殊的冠状病毒（SARS 冠状病毒）之前似乎从未在任何人类或动物身上出现过。

冠状病毒非常常见，就和普通感冒病毒一样，大多数都不危险。但少数（如 SARS 冠状病毒）却非常致命。人们普遍认为 SARS 主要通过与感染者密切接触进行传播，如亲吻、拥抱、触摸、共用餐具或社交距离小于一米，在吸入感染者咳嗽或打喷嚏时喷入空气的飞沫后实现传染。人们接触被传染性飞沫污染的物体表面后，再触摸自己的口鼻或眼睛，病毒也会进入体内，甚至还可能通过空气或其他人类不了解的方式更为广泛地传播。

2003 年 4 月 23 日，一座拥有 1,000 张床位的 SARS 患者收治医院在北京郊区开工建设。小汤山医院迅速竣工，但仅收治 680 名患者。截至 6 月底，这家医院已经不再被需要。世界卫生组织宣布中国抗疫成功，7 月初宣布 29 个遭受 SARS 袭击的国家病例全部清零。这场席卷北美洲、南美洲、欧洲和亚洲的重大疫情，总计感染 8,098 人，导致

774 人死亡。这场疫情来得快，去得也快。

关于 SARS 仍有许多未解之谜，包括它的起源。研究人员曾宣布从暴发疫情地区捕获的果子狸体内分离出一种类似 SARS 的冠状病毒，但也有专家认为中华菊头蝠可能才是病毒最初的宿主。

中东呼吸综合征的出现

截至 2018 年年中，自 2004 年以来一直无 SARS 病例报告。然而，2012 年，美国宣布 SARS 冠状病毒是一种"特殊病原体"，这意味着其可能会对公共卫生和安全构成严重威胁。就在同年，另一种新型冠状病毒在沙特阿拉伯悄然出现。

在沙特阿拉伯吉达市的一家医院里，一名患者死于急性肺炎和器官衰竭。当地医生无法确定其涉及的病原体，于是将患者的痰液样本送往荷兰的一家实验室。在那里，"中东呼吸综合征冠状病毒"被确定为中东呼吸综合征（MERS）的病因。这种疾病与 SARS 十分相似，死亡率约为 40%。

截至 2018 年初，总共有 27 个国家报告 MERS 病例，包括美国、伊朗、菲律宾和英国等几个欧洲国家。然而，大约 80% 的病例发生在沙特阿拉伯，当地人认为这种疾病除了可以人传人，还可以由被感染的单峰驼进行传播。MERS 病毒很可能起源蝙蝠，然后再传给骆驼。中东地区以外的病例也往往是曾前往该地区的被感染的旅行者。

世界卫生组织向世界各国发出须警惕 MERS 的警告，无论是否存在病例，特别是有大量中东人入境的国家。其还指示各国应及时报告疑似病例和确诊病例，同时须概述针对这些病例所采取的措施，旨在"为最高效的国际准备和应对提供信息"。

SARS 暴发后，一位专家曾评论说，人类冠状病毒（普通感冒）作为一种温和刺激已经存在几个世纪，而一种新型且致命的冠状病毒如何以及为何会突然出现，始终是一个"令人不安的问题"。从此之后，更为新型且致命的冠状病毒疫情很可能会接踵而至。

天 花

病原体	痘性病毒
传播途径	呼吸道、直接接触感染者疱疹液
症状	高热、斑丘疹、脓包脱痂后留下永久性疤痕
流行分布	1979 年被消灭，迄今为止唯一被彻底消灭的人类传染病。
预防手段	疫苗高度有效。
治疗手段	目前无特效疗法，部分抗病毒药物被认为有一定疗效。

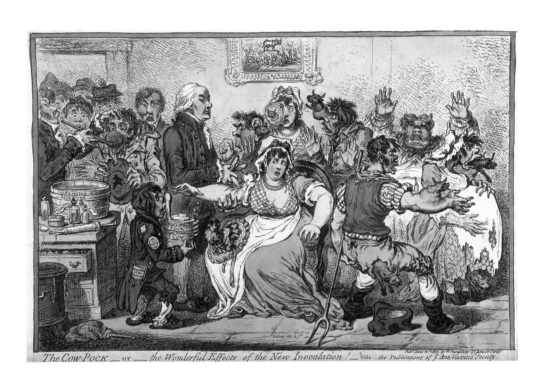

The Cow-Pock _ or _ the Wonderful Effects of the New Inoculation ! _ Vide _ the Publications of ȳ Anti-Vaccine Society.

爱德华·詹纳为患者接种牛痘疫苗，
他们身体的一部分长出了牛头，1802 年，漫画

在一幅古老的绘画作品中，印度教女神什塔拉长出了四只手，骑在毛驴背上，其中一只手拿着一个碗。有关什塔拉的传说有很多版本，其中一个版本说她被告知只要随身携带扁豆种子，就会被民众永远崇拜。但当什塔拉和同伴（掌管热症的恶魔）一起外出时，这些种子不知何故变成了天花病毒，感染了所有他们遇到的人。因此，什塔拉在许多亚洲宗教和文化中被视为"天花女神"，其既是天花的病因，也是治疗的方法。

天花在圣经和各种传说中的频繁出现，使其在各种致命传染病中占有独特的地位。尽管其他疾病，如鼠疫和斑疹伤寒，几个世纪以来被证明极具毁灭性，但天花还有另外一个更加让人激动的特征，那就是它是地球上第一种被人类消灭的传染病。

天花（smallpox）是一种由天花病毒引起的急性传染病，名字源自拉丁语，意为"斑点"，17世纪和18世纪时达到顶峰，被称为"斑点恶魔"。有专家认为，天花病毒很可能是从大约一万年前的一种非洲啮齿类动物身上携带的病毒变异而来。其主要分为"大天花"和"小天花"两种类型，大天花是主要的地方流行病株，到18世纪末，其在欧洲每年造成约40万人死亡。

文明是疾病的温床

人类是天花病毒的唯一自然宿主。因此，它没有动物载体，只要达到一定的人口数量，就会形成地方性天花疫情。当人类开始在埃及河谷平原、印度平原和中国河谷地区共同生活时，他们也为天花等疾病提供了滋生地。

天花病毒通过空气传播，由感染者和健康者面对面接触时经鼻腔或咽喉中喷出的飞沫传染；偶尔也会较远距离传播，或与感染者的床上用品等物体接触后传播。

通过死于公元前1157年的埃及法老拉美西斯五世的木乃伊脸部病变显示，他很可能曾是天花的受害者，甚至可能死于天花。早在公元前1112年的一部中国古籍中就有类似天花的描述，被形容为"恐怖的瘟疫"。然而，人们对于天花传入中国的确切时间尚存争议。据4世纪中国医药学家葛洪的文字记载，天花传入中国的时间可追溯至公元25—49年。

另一种可能性的参考来自17世纪的印度，但对天花的首次明确描述通常要归功于10世纪的波斯医生穆罕默德·伊本·扎卡里亚·拉齐。

在西方，人们一直怀疑公元前430年席卷雅典的瘟疫就是天花，那场疫情造成无数人死亡，被认为可与所谓的"安东尼瘟疫"（发生于公元2世纪的古罗马，造成10万人死亡）比肩。随后，这种流行病蔓延整个罗马帝国，直抵北非、西亚和欧洲其他地区，总共造成约500万人死亡。

之后，在中东地区，包括 4 世纪的叙利亚，有关疑似天花疫情的报道越来越频繁。法国和意大利曾在公元 570 年遭遇疑似天花疫情，8 世纪侵袭日本的疫情也已被再次确定为天花。

旅行增加，疾病蔓延

与许多传染病一样，天花的历史也与几个世纪以来人类的侵略、探险、贸易和文明发展紧密相关。8 世纪时，天花通过中国和朝鲜与日本的通商传入日本，阿拉伯侵略者又将它带到北非和伊比利亚半岛。三百年后，其随十字军深入欧洲，紧接着，葡萄牙殖民者又将它带到西非。

历史学家认为，天花和麻疹在新大陆造成的破坏足以解释为何相对少数的征服者可以在 16 世纪早期征服整个阿兹特克帝国和印加帝国，在西班牙人到达秘鲁和墨西哥后的几十年里，天花的死亡人数估计高达 350 万。在同一个世纪，黑奴贸易

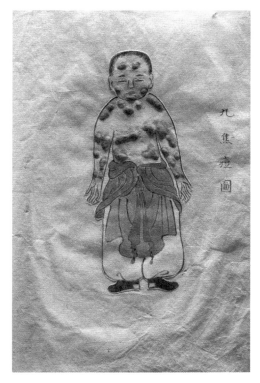

关于天花的日本书刊插图，约 1720 年，纹理水彩画

将病毒带到加勒比海沿岸和中南美洲，17 世纪的欧洲殖民者又将它带到北美洲，而 18 世纪的英国探险家又将它带上了澳大利亚大陆。1789 年，在英国人登陆澳大利亚一年之后，天花在一个月内就摧毁了新南威尔士州土著居民。到那时，这种疾病正式背上恶名，成为西方世界里最具破坏性的疾病。

与其他许多传染病不同，天花不分贫富贵贱，受害者甚至包括英国、法国、俄国、西班牙和瑞典的王室成员。1562 年，英国女王伊丽莎白一世病重，虽然后来痊愈，但 1694 年，英王威廉三世的妻子玛丽王后患此病去世；1711 年，法国大太子路易去世；随后，未来神圣罗马帝国皇帝弗朗茨一世的三个兄弟姐妹，以及奥地利大公约瑟夫一世相继去世。（据说约瑟夫还曾向妻子许诺，如果这次能活下来，他将跟情妇彻底断绝关系。）仅 1707 年一年，天花就清除了冰岛 1.8 万人口（当时总人口 5 万）。后来，在 18 世纪，美国马萨诸塞州的波士顿市也曾先后遭受八次天花的袭击。

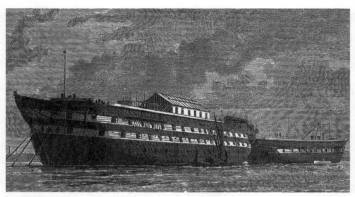

19世纪80年代停驻在英国德普特福德河上的"阿特拉斯号"和"恩底弥翁号"战舰，两艘船均曾被用作天花隔离医院

疫苗的诞生

当天花的肆虐达到顶峰时，医学技术也取得了巨大进步，人类不仅最终战胜了天花，并成功控制了其他几种致命传染病的流行。天花疫苗接种（利用弱化病原体刺激机体产生抗体以抵抗病毒攻击）在亚洲和非洲已有几个世纪的历史，方法是从轻度患者的脓包中提取感染物，然后将其刮涂到健康者皮肤的伤口上，或让健康者吸入体内。这种方法虽然合理，但早期使用不够科学的话很可能会导致灾难。

1714年，英国医生伊曼纽尔·提蒙纽斯写信给伦敦的英国皇家学会，称君士坦丁堡（今土耳其伊斯坦布尔）的疫苗接种已经实施四十年，并取得了"喜人的成功"。美国波士顿牧师科顿·马瑟随后也讲述了一个自己的故事：

> 我问我的黑人随从阿尼西姆是否患过天花，他是一个非常聪明的家伙，他……告诉我他做过一次手术，让他染上了天花病人一样的东西，这样就会终生保护他免受感染……他还给我看了他手臂上留下的伤疤。

文中的阿尼西姆就来自今天的利比亚南部。

英国作家玛丽·沃特利·蒙塔古夫人在推动英国人接受天花疫苗接种方面做出了巨大贡献，她曾在土耳其见过这种接种方法。1721年，当人类医学伦理仍需改进时，伦敦纽盖特监狱的七名死刑犯得到了一个死里逃生的机会，即如果他们接受一次实验，就可以逃脱死刑。结果不出所料，他们均同意接种疫苗，并全部活了下来。

1796年，英国内科医生爱德华·詹纳将疫苗接种推上一个新的高度。詹纳生长于英格兰西南部的格洛斯特郡乡村，那里的乡下人很早就知道在挤奶女工中一直流行一种轻微疾病，即牛痘；而这种牛痘可以预防天花。那一年，詹纳进行了一个至今令人无法想象的著名实验，他为园丁八岁的儿子詹姆斯·菲普斯接种了牛痘，这在今天也

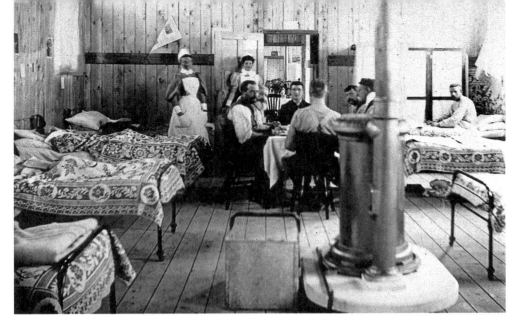

天花疫情期间一家隔离医院的病房，英国格洛斯特郡，1896 年

是不可想象的；然后，他让詹姆斯多次接触天花。对詹姆斯来说幸运的是，詹纳的理论是正确的，男孩并没有患上天花。这种做法即是后来的"疫苗接种"，源自拉丁语"vacca"，意思是"牛"。尽管此举起初并不为人所信服，但这种理论迅速从英国传播至世界各地。1804 年至 1814 年，俄国共有 200 万人接种了牛痘疫苗。

一种疾病的消亡

　　就这样，一个国家又一个国家，一个地区又一个地区，天花被逐渐消灭了。第一个明确消灭天花的国家是人口稀少的冰岛（1872 年），紧随其后的分别是英国（1934 年）和北美洲（1952 年）。1947 年在纽约暴发的一场天花疫情，见证了美国政府开展的一次世界上规模最大的疫苗接种运动，并被视为公共卫生规划和实践的典范。1953 年，葡萄牙宣布消灭天花，这标志着天花在欧洲被彻底根除。

　　到 20 世纪中期，发达国家开始利用疫苗接种和边境管理手段来试图消灭天花，但即便如此，这种疾病始终是一把"悬着的刀"。1962 年，当来自巴基斯坦的被感染旅客抵达英格兰和威尔士时，这两个地区先后暴发两次疫情，造成卡迪夫城 19 人死亡，布拉德福德市 6 人死亡。英国政府随即启动大规模种疫苗的行动。

　　然而，在世界其他地区，消灭天花的进程却相对缓慢。1960 年，世界 55 个国家共计报告 10 万例天花病例，其中大多数在非洲。1974 年，印度共有 1.5 万人死于天花；但到那时，这种疾病肆虐的日子已经屈指可数。1959 年，世界卫生组织在苏联的带动

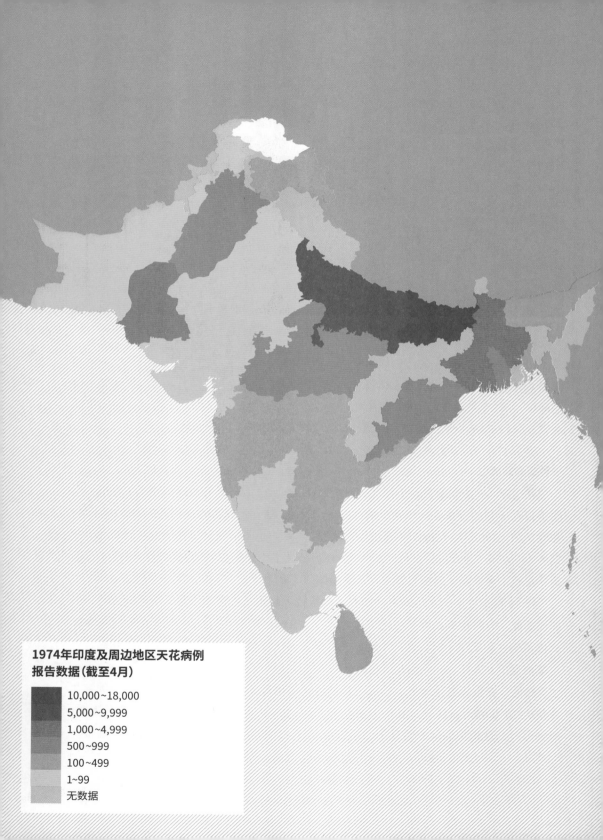

**1974年印度及周边地区天花病例
报告数据（截至4月）**

10,000~18,000
5,000~9,999
1,000~4,999
500~999
100~499
1~99
无数据

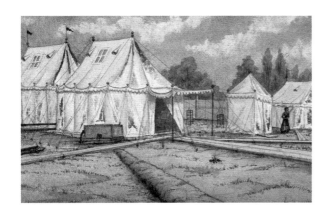

被安置在帐篷营地内的圣潘克拉斯天花医院，伦敦芬奇利，1881 年

下发起全球根除行动，行动的第一阶段频频受挫，但 1967 年的"加强行动"被证明获得巨大成功。进入 20 世纪 70 年代，南美洲和亚洲先后宣布消灭天花，最后，非洲也宣告胜利。

1975 年，三岁的孟加拉女孩拉希马·巴努成为世界上最后一个自然感染大天花病毒的人。大天花病毒是两种毒株类型中毒性最强的一种。她被隔离在家，24 小时有人守住门口；与此同时，其他医务工作者则挨家挨户地为当地居民接种疫苗，并向任何举报天花病例的人提供奖励。最后一例自然感染小天花病毒的患者是 1977 年的索马里人阿里·马欧·马阿林。

最后，1978 年，英国妇女珍妮特·帕克成为世界上最后一个死于天花的人。帕克是伯明翰大学医学院的一名医学摄影师，当时她的工作地点正好位于微生物学系的楼上，那里的研究人员正在研究天花病毒。据分析，她很可能是通过教学楼的通风管道经空气感染了病毒，也可能是曾与微生物学系有过直接接触。

1980 年，世界卫生组织宣布天花已经从全世界根除。这是第一个，也是截至 2018 年初唯一一种被成功消灭的人类传染病。然而，科学家们希望能够保留一些天花病毒样本用于后续研究。目前，有权持有天花病毒的实验室已从刚开始的四家减少到两家，分别是位于美国佐治亚州亚特兰大市的美国疾病控制与预防中心和俄罗斯叶卡捷琳堡的国家病毒学与生物技术研究中心。

然而，一些人认为，天花病毒样本应该被全部销毁，因为保存病毒样本的学术目的（如作为研究其他病毒的模板）远远比不上其本身存在的风险。2014 年，美国疾病控制与预防中心宣布，在位于马里兰州贝塞斯达市的美国国立卫生研究院内，曾有人在冰箱里发现一瓶存放于纸板箱内的天花病毒试剂。

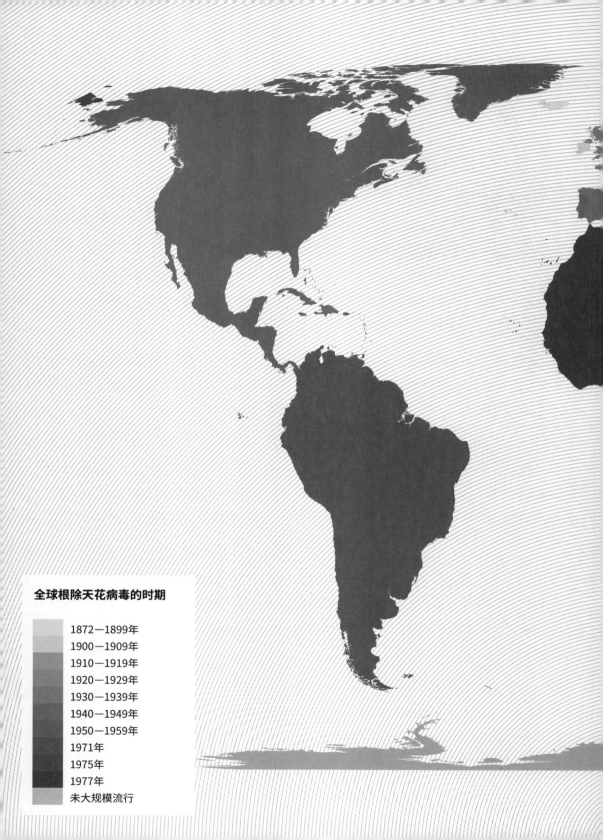

全球根除天花病毒的时期

- 1872—1899年
- 1900—1909年
- 1910—1919年
- 1920—1929年
- 1930—1939年
- 1940—1949年
- 1950—1959年
- 1971年
- 1975年
- 1977年
- 未大规模流行

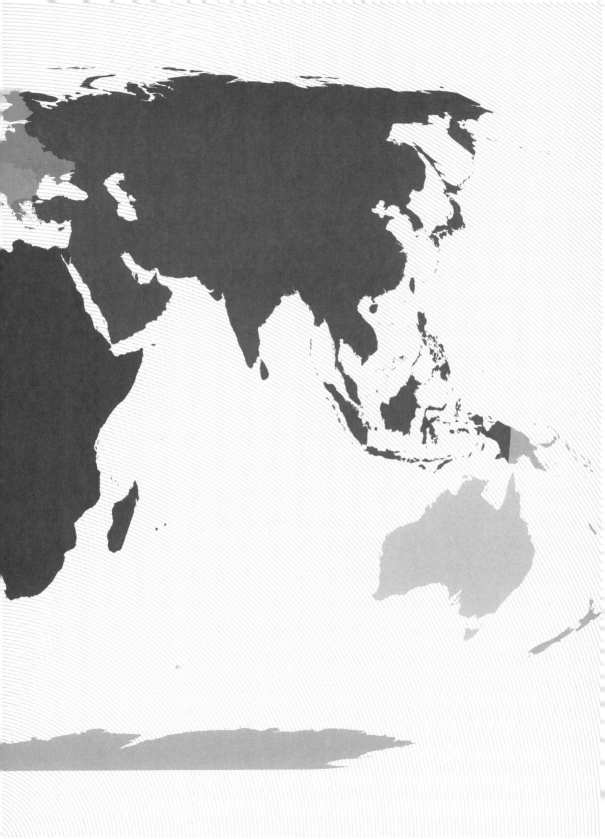

肺结核(TB)

病原体	结核分枝杆菌
传播途径	呼吸道
症状	活动性肺结核：咳嗽，咳痰，痰中带血，胸痛，乏力，消瘦，发热，盗汗。
发病率与死亡率	2016 年报告 630 万例新发病例，180 人死亡。
流行分布	全球流行，绝大多数死亡病例发生在发展中国家，其中包括印度、巴基斯坦和尼日利亚在内的 7 个国家占总数的 60% 以上。
预防手段	疫苗
治疗手段	抗生素，但耐药性增强。
全球预防战略	世界卫生组织致力于到 2030 年将死亡率降低 90%，发病率降低 80%。该组织称，达成这个目标需要疫区国家为民众提供全面医疗救助和社会保障体系。

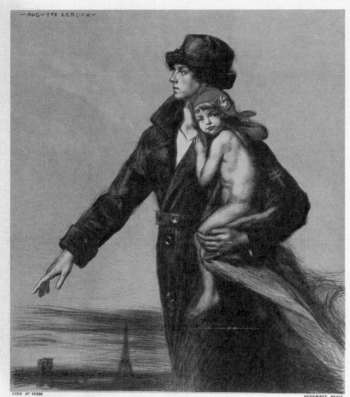

法国为宣传肺结核和婴儿死亡率运动的海报，
1918 年

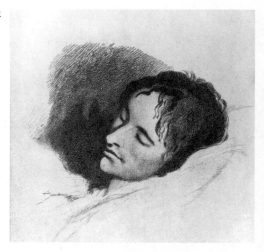

英国诗人约翰·济慈在罗马临终时的画像，1821 年

　　据说，英国诗人拜伦勋爵有一天觉得自己脸色有些苍白，于是当即宣称自己情愿死于肺结核，那样的话，女人们就会说："看啊，可怜的拜伦，他死去的样子多么有趣啊！"

　　在 19 世纪上半叶的欧洲，肺结核声誉良好，甚至成为不少时尚人士和有品位人士的临终选择。这与其症状不无关系：它没有天花的化脓性疱疹，也没有霍乱的肠道性失控；而是高贵而悲剧性地逐渐消亡。这样的场景为艺术家和作家提供了创作灵感，尤其是小仲马的长篇小说《茶花女》和朱塞佩·威尔第的歌剧《茶花女》。不过，事实证明，拜伦并没有死于肺结核，而是在希腊死于不明原因的发热（疑似为疟疾）。但他的同行诗人济慈却在 25 岁时替他实现了"愿望"。

　　随着肺结核的不断蔓延，人们对它的看法也渐渐变得更加现实。到 19 世纪中期，欧洲四分之一人口的死因都是肺结核，它会波及所有职业和社会阶级；但正如大多数传染病一样，它往往更青睐劳工和洗衣女工，而不是浪漫的诗人。

一病多名

　　结核病是由结核分枝杆菌引起的一系列疾病的统称。这种疾病会影响人体的任何部位，包括腺体、肾脏、骨骼和神经系统，但通常会攻击肺部，因此一般被称为"肺结核"。肺结核在过去有许多不同的名字，包括"痨病""波特氏病"，但流传最广的是"肺痨"（consumption），因其会不断消耗患者的生命和身体。

　　淋巴结核，又名分枝杆菌颈部淋巴腺炎，可用来描述与肺结核相关的颈部淋巴结肿大。在过去的几个世纪里，西方人一直认为帝王的触摸可以治愈肺结核，因此这种疾病也被称为"国王的恶魔"。这种被国王和女王触碰的治疗方法始于 11 世纪英国国王"忏悔者"爱德华统治时期。然而，当德国新教徒乔治一世在 1714 年登上英国王位时，却下令废止了这种"疗法"，并宣布其属于天主教行为。英国作家塞缪尔·约翰逊两岁时曾被抱到安妮女王面前接受触摸，但后来还是接受了颈部手术，留下严重的疤痕。

人类是结核分枝杆菌的主要宿主和长期宿主，但在世界上的某些地区，牛、獾和猪等哺乳动物也会成为宿主。结核分枝杆菌在自然环境中没有栖息地，但被认为与多种宿主共同进化了数千年。牛分枝杆菌主要感染牛，但人类也可能感染牛结核病，通常是通过饮用带菌的牛奶。

19 世纪，医生开始尝试为人类接种牛分枝杆菌，以确认是否能让人类免受肺结核的伤害。这种想法主要基于爱德华·詹纳的天花疫苗，通过使个体感染相关且更温和的牛痘，从而产生对天花的免疫力。不幸的是，这种理论对于肺结核的预防被证明是一种灾难性的错误，牛分枝杆菌和结核分枝杆菌一样会对人体造成破坏。

藏在骨骼中的历史

早在九千年前，在生活在地中海东部地区的古人类身上就已经发现结核病的证据，那里是最早出现农业和家畜迹象的村庄之一。此外，在石器时代的骨骼和五千年前的埃及木乃伊上也发现了存在结核病的些许痕迹，古希腊和中国古籍中也曾提到各种不同形式的结核病。这种疾病被认为是由亚洲移民穿过白令海峡带到了新大陆；而同样来自骨骼的证据表明，其曾在公元前 800 年出现在北美洲、公元 290 年出现在南美洲。

虽然结核分枝杆菌是引发肺结核的必要条件，但它并不是唯一因素。年龄和遗传基因，以及过度拥挤的居住环境、恶劣的工作环境和营养不良都会造成巨大影响。肺结核虽已攻击人类数千年，但只有当人类开始在城镇中拥挤、呼吸、咳嗽或向对方吐痰时，才会意识到其作为"连环杀手"的真正威力。18 世纪，这种传染病在世界各地大规模暴发，而受影响最严重的正是进行城市化和工业化改革的国家，如英国、美国、意大利和法国。

疗养院的诞生

古往今来，医生们在不断尝试发现这种疾病的病因并找到治疗方法。然而，重大突破直到 1882 年才发生，当时德国医生罗伯特·科赫发现了结核分枝杆菌，当他宣布这一重大发现时，同时也提醒其他科学家须注意肺结核的巨大危害。他说道：

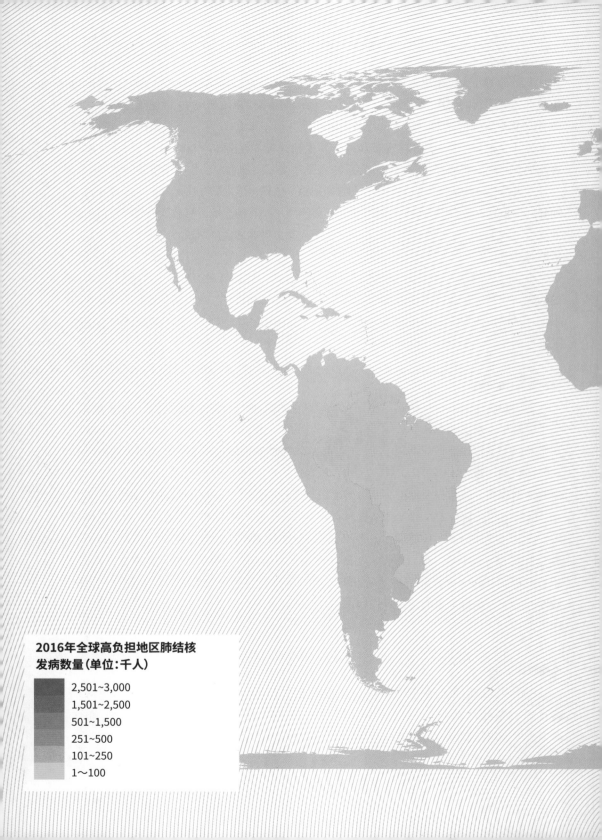

2016年全球高负担地区肺结核
发病数量(单位:千人)

- 2,501~3,000
- 1,501~2,500
- 501~1,500
- 251~500
- 101~250
- 1～100

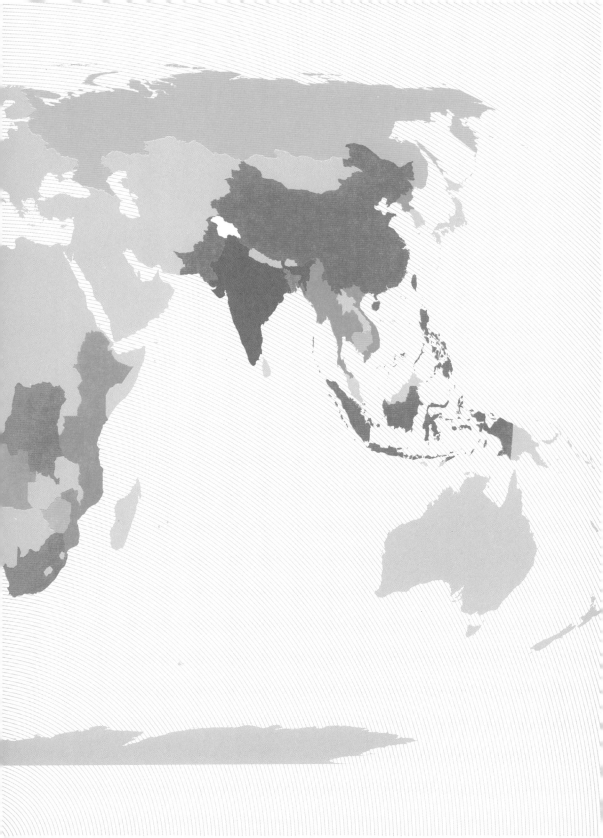

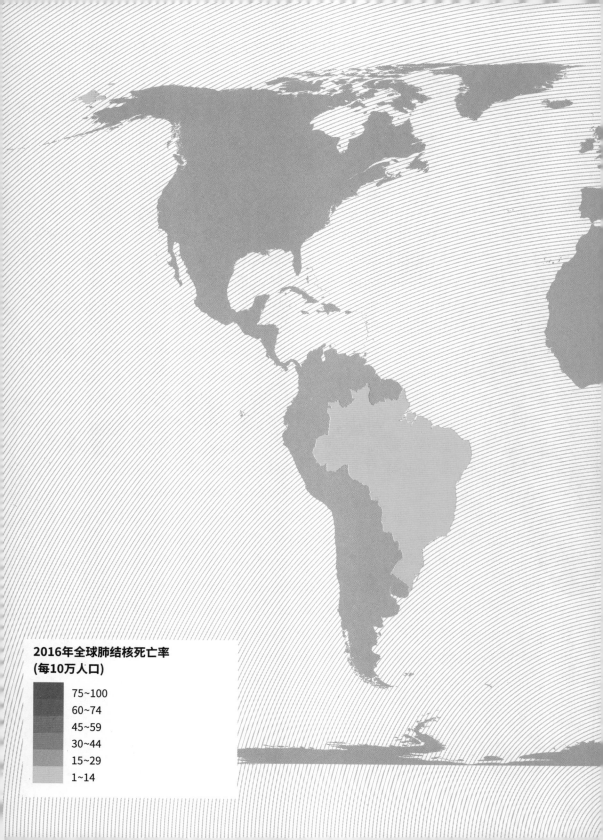

2016年全球肺结核死亡率
（每10万人口）

75~100
60~74
45~59
30~44
15~29
1~14

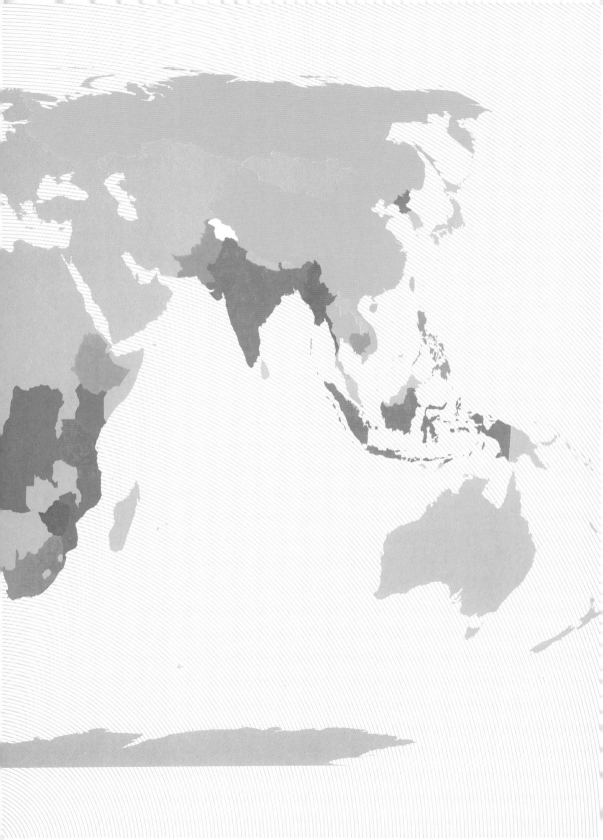

如果一种疾病对人类的重要程度是由其死亡率来衡量的，那么肺结核必须被认为比那些最可怕的传染病（鼠疫、霍乱等）都更加重要……全世界每7个人当中就有1个人死于肺结核。

正如科赫所暗示的，当时这种疾病似乎已经变得"形影不离"，人们早已见怪不怪，把它当成生活中最普遍的现实。

然而，与此同时，一种新的治疗方法正日渐受到青睐。医生们发现，某些肺结核患者的病情会自行缓解，有的甚至终生不再发病。没有人知道为什么会这样，但如果人体本身有战胜疾病的能力，那么通过健康的生活方式来增强身体素质应该是有意义的：健康的膳食、充分的休息、合理的锻炼，最重要的是新鲜的空气。因此，在20世纪早期，疗养院运动开始兴起。患者会去肺结核专科门诊就诊数周或数月，在尽可能纯净干燥的户外生活，这些条件使得瑞士的阿尔卑斯山脉成为全欧洲最受欢迎的地方。

起初，只有富人才能负担得起疗养院的服务：许多瑞士诊所更像是拥有美食烹饪和娱乐设施的五星级豪华水疗中心。在英国疗养院成立后，才开始提供更多的基础服务，甚至有些疗养院是由慈善机构资助建立且专门面向劳动阶级的，后者疗养的重点是教育，而非美食。病人会接受一个月左右的治疗，接受健康的生活指导，然后带着工作休息时间表、膳食菜单和清洁指南离开疗养院。这其中暗含着某种道德色彩，暗示着工人阶级患者是用肮脏、放荡的生活方式助长了自己的疾病。

对于那些拥有后花园的富人来说，他们还会收到一份如何在花园中建造庇护所或露天棚屋的指南。但即便如此，绝大多数最贫穷的人依然只能在家养病，或是被送到济贫院的医务室，等待康复或死亡。

疗养院热潮之后，日光疗法开始涌现，其同样强调健康的户外生活方式。瑞士医生奥古斯特·罗利尔在阿尔卑斯山开了一家新型诊所，拥有朝南的阳台、可滑动的玻璃墙和可伸缩的天花板。每天清晨，病人都会被推到阳台上，逐步接受更多阳光的照射。很快，"晒黑"在当时变成了一种新风尚。

预防措施

进入20世纪后，肺结核开始在发达国家日益减弱，但这一趋势与新鲜空气和阳光毫无关系。首先，肺结核诊断方法的问世让患者可以尽早被诊断和隔离，从而有助于遏制疾病的传播。活动性肺结核的症状在前几个月表现很轻微，但此期间若不经治疗，一

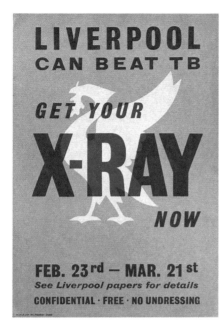

X 光抗结核运动，英国利物浦，约 1960 年

年时间内会感染 10～15 人。

其次，在城市内开展的贫民窟清理行动改善了过度拥挤的居住环境，同时有助于降低感染率；而对牛奶进行巴氏消毒和扑杀病牛的措施也扼制了牛结核病的发病率。不过，最重要的原因还是疫苗（尽管目前对卡介苗的疗效仍存在争议）和特效药（抗生素）的研发。

2014 年，世界卫生组织发布战略目标，旨在 2035 年将肺结核死亡率降低 95%，新发病例数降低 90%。时至今日，世界各地仍有肺结核病例出现，但发达国家的发病率已急剧下降。但即便如此，它仍然是全球十大"杀手"之一，2016 年共计造成 170 万人死亡，其中 95% 以上发生在发展中国家，包括印度、巴基斯坦和尼日利亚在内的 7 个国家占总数的 64%。另外，肺结核也是艾滋病毒携带者的主要杀手。如不经治疗，肺结核患者的死亡率为 45%，但对于艾滋病毒阳性患者来说，这一比率几乎会上升到 100%。

此外，并不是每个感染结核分枝杆菌的人都会发病。2017 年，全世界 25% 的人口均为潜伏性肺结核患者。潜伏性肺结核是指虽已感染结核分枝杆菌，但没有症状表现，也没有传播能力。但他们一生当中患上活动性肺结核的风险为 5%～15%；而某些特定群体，包括艾滋病毒感染者、营养不良者或烟民，面临的风险要更高。

即便在目前发病率相对较低的国家，抗击肺结核的斗争也从未停止。2013 年，英国政府大力扑杀野生獾，据说獾在牛结核病的传播中发挥了关键作用。动物保护人士对此表示强烈反对，专家们对其是否真正有效也存在分歧。然而，该政策仍在继续推行。2017 年，英国政府共计捕杀 19,274 只野生獾。

进入 20 世纪，医学科学取得了重大进步。在遏制毁灭性肺结核的浪潮之后，一种新的健康威胁浮出水面：耐多药性肺结核。2016 年，全球共计有 60 万病例对最有效的一线类药物具有耐药性，其中 49 万例甚至对一种以上药物具有耐药性。世界卫生组织称这将是一种危及公共卫生安全的重大威胁。

2

水传播

霍乱

病原体	霍乱弧菌
传播途径	（主要）水传播
症状	严重腹泻、恶心、呕吐、肌肉痉挛
发病率与死亡率	估计全球约 130 万~400 万病例，约 2.1 万~14.3 万人死亡。
流行分布	2016 年，海地、刚果民主共和国、索马里、坦桑尼亚和也门发生重大疫情；在发达国家几乎不存在。
预防手段	提供清洁饮用水和高效排水系统，在高危地区提供口服疫苗。
治疗手段	轻症患者经口服补液，重症患者经静脉补液，并给予抗生素治疗。
全球预防战略	世界卫生组织旨在 2030 年将霍乱死亡人数减少 90%，战略包括：专科治疗中心、更好的清洁水源供应、高效的环境卫生和废物管理体系、良好的卫生条件和食品安全措施、公共宣传。

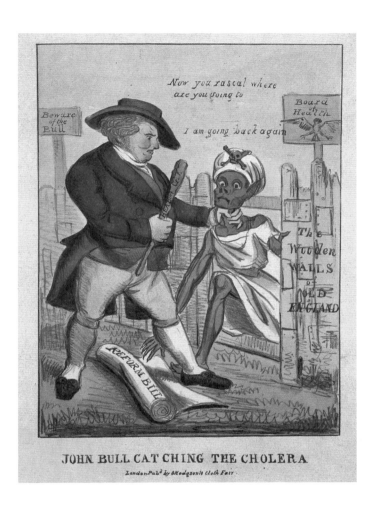

英国人抵御霍乱入侵，保卫祖国，
约 1832 年，讽刺版画

霍乱在印度的横行应该已有数百年的历史。古印度文献中曾提及一种疾病，从特征来看几乎可以确定为霍乱；16世纪葡萄牙殖民者也描述过一种有着类似症状的神秘疾病。然而，直到19世纪，霍乱才被确定为一种特殊疾病，科学家们也开始了解其传播方式，那时霍乱几乎已经肆虐全球的大部分地区，已造成数百万人死亡。

从次大陆蔓延开来

这种疾病最初出现在孟加拉湾的孙德尔本斯森林，那里地处恒河三角洲，霍乱弧菌可能已经在森林里变异了数千年。这种微生物在沿海和微咸水域环境中自然存在，贝类有时也会成为细菌携带者。

然而，直到19世纪初，英国人开始在印度开辟新的贸易路线并在次大陆上频繁调动军队，霍乱才正式走出它的领地，首先蔓延至印度，最终在一系列大规模暴发中蔓延至世界各地。1817年8月，英国政府收到一份报告，称孙德尔本斯森林中出现一种"恶性疾病"，一天内造成20~30人死亡；之后几周，死亡人数已高达10,000。从那里，霍乱开始蔓延全印度，然后向东和向西扩散至尼泊尔、阿富汗、伊朗、伊拉克、阿曼、泰国、缅甸、中国和日本。

1826年，第一波疫情尚未平息，第二波疫情已拉开序幕。这次的传染源头依然是恒河三角洲，疾病再次迅速传播，重回旧地，甚至还传播到了更远的地方：美国、欧洲和埃及。仅在开罗和亚历山大，24小时内就造成了3.3万人死亡。

一名霍乱患者正尝试各种治疗方法，约1832年，漫画

到1831年，霍乱席卷莫斯科，摧毁贸易重城阿斯特拉罕。当它到达圣彼得堡时，其已正式跨越了欧洲和亚洲的分水岭，向波兰、保加利亚、拉脱维亚和德国冲去。同年秋天，当霍乱从德国波罗的海沿岸穿过北海，在英国桑德兰市码头暴发时，英国人正焦急地追踪疫情进展。在之后的七十年里，疫情迅速在世界各地连续大规模暴发，影响遍及各大洲，造成无数人死亡。

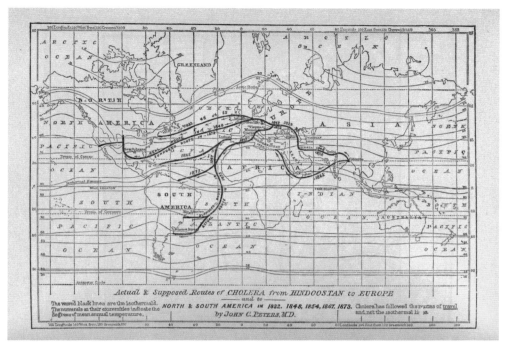

19 世纪霍乱从印度斯坦向欧洲和美洲传播的实际和假想路径图

寻求答案

19 世纪 20 年代末，霍乱首次出现在欧洲，随即引起了发达国家的高度注意。俄国、法国和英国的医生紧急展开研究工作，俄国政府甚至为这一主题的最佳研究论文悬赏 2.5 万卢布（约今 5 万英镑）。但事实证明，寻求答案是一件相当困难的事。

事后看来，霍乱的传染性是显而易见的，也就是说，它可以人传人。霍乱沿着贸易通道稳步前进，只有在来自疫区的人到达某地后才会出现在这个地方。然而，几乎整个 19 世纪，人们对霍乱的传染方式仍存在巨大争议。这是因为它会在极短时间内杀死大量人口，而且似乎是随机暴发，常常在一夜之间袭击数十人，甚至数百人，然后迅速消失，几天后又在几千米外某个显然不相干的地方再次出现。当时还没有其他已知疾病出现过这样的暴发形式。

19 世纪中叶，瘴气（腐烂有机物散发的恶臭）被认为是大多数传染病的罪魁祸首。当然，难闻的气味是不符合卫生条件的特征之一，肮脏的环境的确可以诱发疾病。1846 年，英国社会改革家埃德温·查德威克曾向议会进言称："所有气味皆是疾病。"瘴气理

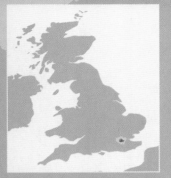

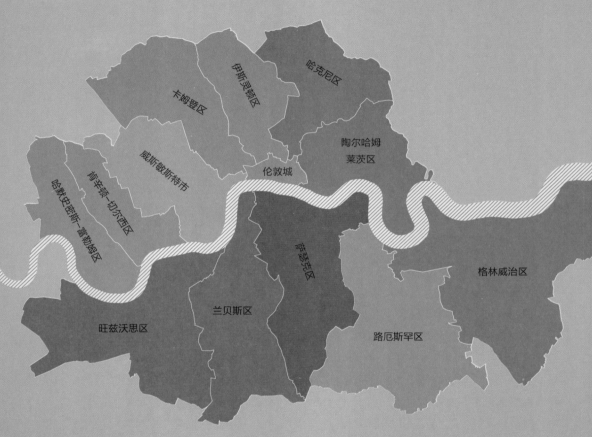

卡姆登区

伊斯灵顿区

哈克尼区

陶尔哈姆
莱茨区

威斯敏斯特市

伦敦城

哈默史密斯-富勒姆区

肯辛顿-切尔西区

萨瑟克区

格林威治区

旺兹沃思区

兰贝斯区

路厄斯罕区

**1849年伦敦霍乱死亡病例
记录数据（每1万居民人口）**

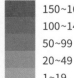

150~160
100~149
50~99
20~49
1~19

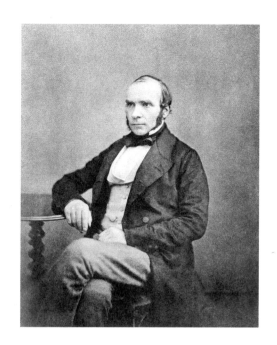

约翰·斯诺医生，1856 年

论只是一种理论，但有些人认为它是经过验证的事实，从而在"传染论者"和"反传染论者"之间掀起巨大争论。但这里有一个问题：当污浊的大气污染大片区域时，为什么有些人成了受害者，而有些人却没有？

人们曾提出过无数种关于霍乱的致病理论，包括患者体内碳含量超标。医生也为人们提供了诸多预防建议：睡觉时敞开卧室门，吸烟或吸食大麻，忌食蔬菜、沙拉和泡菜，穿用古塔胶（一种早期橡胶）做的鞋子。

由于不卫生的生活条件、超负荷的工作和长期营养不良，贫困阶层受传染病的打击通常更为严重。然而，他们经常被指责是由于过度酗酒等放荡的生活方式而导致罹患疾病。霍乱患者也不例外，尽管 1848 年至 1849 年在伦敦暴发的两次严重疫情（分别发生在受人尊敬的中产阶级街区和狄更斯式的贫困儿童农场）已经暴露了这一理论的缺陷。

后来，在 1854 年，当英国正处于第三次霍乱疫情的阵痛时，一位深居简出的伦敦医生取得了重大突破。他不但解开了霍乱之谜，还创立了现代流行病学，并开创了"疫情地图"的使用。如今，"疫情地图"已成为研究流行病传播方式的重要工具。然而，他的想法也是经过很多年之后才逐渐被大众所接受。

被污染的饮用水

约翰·斯诺医生的革命性理论认为，霍乱的主要传播途径是被污染的饮用水进入了城市的供水系统。他注意到，某些看似随机的霍乱暴发总是在从疫区来的人到达之前就已发生。他认为饮用水传播可以用来解释为何霍乱总能在同一时间袭击大量人群的可怕特征。

在 1848 年至 1849 年的疫情中，伦敦南部遭受重创。那里的家庭饮用水主要由两家公司供应：兰贝斯公司和萨瑟克－沃克斯豪尔公司。这两家公司都是从伦敦泰晤士河取

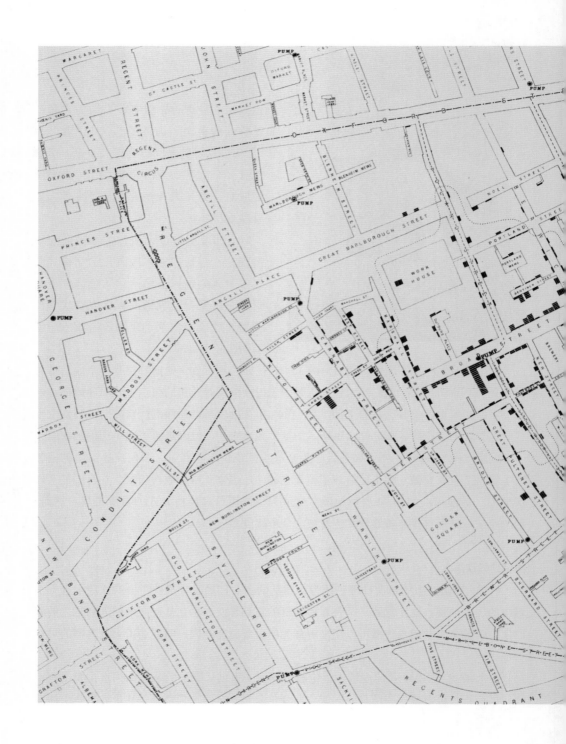

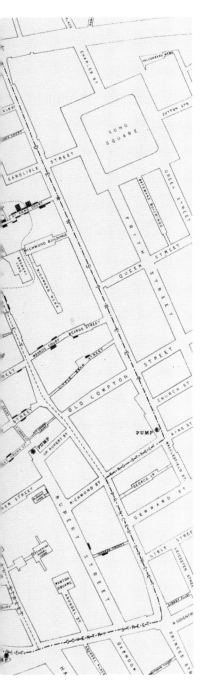

水，那里紧临伦敦城市下水道的原始污水排放点，因此，这些未经过滤和处理的水被泵入了千家万户。然而，1852年，兰贝斯公司将工厂搬到了远离污染源的泰晤士迪顿乡村，萨瑟克－沃克斯豪尔公司则继续坚守原地。

于是，当第三次疫情暴发时，斯诺找到了一种方法来证明他的理论。他将 1848 年疫情暴发前两家公司供水地区的发病人数与 1854 年至 1855 年两家公司供水地区的发病人数进行比较。如果他的理论是正确的，那么尽管 1848 年两家公司的用户都面临同样的风险，但目前更干净的兰贝斯公司饮用水用户死亡率会更低。

接下来，斯诺开始了实地调查。他拿着一份标有死亡病例地点的名单，开始在伦敦南部的街道上四处探访，就像调查罪犯的侦探一样挨家挨户地敲门，问着同一个问题：你们的饮用水来自哪家公司？

结果很明显。1848 年，两家水公司的用户死亡率是一样的；而 1854 年，由萨瑟克－沃克斯豪尔公司供水的用户死亡率比干净的兰贝斯公司饮用水用户死亡率高出了 8～9 倍。斯诺的调查被称为"一次伟大的实验"，也是流行病学史上第一次针对疾病传播而展开的研究。

死亡街道图

在斯诺准备发表其研究结果的过程中，伦敦西区发生了一件足以吸引他注意力的事。1854 年 8 月 31 日晚，生活在索霍区几个巷子里的 200 人同时感染霍乱，仅 10 天后，死亡人数达到 500，而且还在上升。斯诺再次走上街头，挨家挨户地敲门，这次他收集的是死亡人数和死亡地点相关联的统计数据。接着，他更进一步地使用了追踪疾病传播的关键性工具（现在仍在使用）：在街道平面图上

伦敦索霍区宽街霍乱疫情经典地图，约翰·斯诺，1854 年

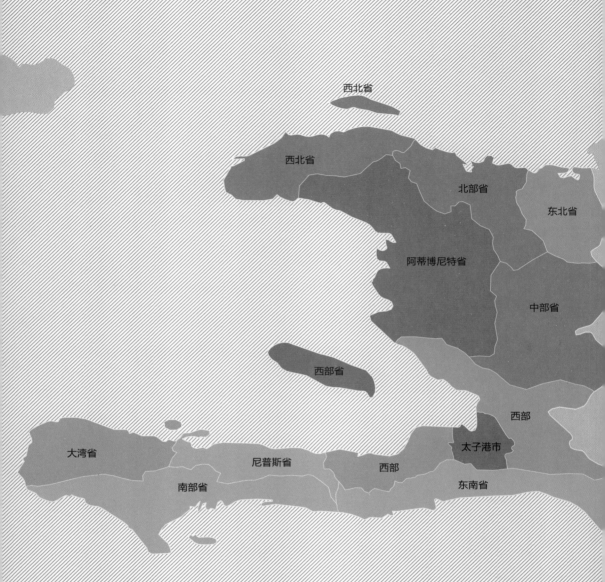

西北省

西北省

北部省

东北省

阿蒂博尼特省

中部省

西部省

西部

太子港市

大湾省

尼普斯省

西部

南部省

东南省

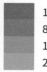

**2010年10月至2011年1月海地本土
霍乱病例报告数据**

17,129~47,230
8,390~17,128
1,488~8,389
244~1,487

标出所有死亡病例出现的建筑物，每发生一例死亡病例，就在标识旁画一条短横线。

到目前为止，宽街的死亡人数最多，那里大多数建筑物旁都罗列着一排排的"死亡横线"，而宽街的水泵就位于疫情暴发的中心。但在位于更方便去其他水泵取水的地点，死亡人数则逐渐减少，甚至完全消失。

斯诺还设法解释了几个看似与其理论不一致的案例。例如，位于宽街水泵正对面的狮子酒厂的 70 名工人竟无一患病，原因是酒厂的额外福利之一是免费啤酒，因此员工从不喝外面的水。同样，当地济贫院的 450 名收容者也全部幸免，原因是济贫院有自己的供水系统，从不使用街上的水泵。

现代疫情的暴发

19 世纪下半叶，当人们开始拥有高效的排水系统和干净的饮用水时，霍乱在发达国家已基本消失，大规模的全球疫情也成为历史。然而，在部分卫生条件较差的国家，特别是当基础设施遭到自然灾害或战争破坏时，这种疾病仍然是一种威胁。

1961 年，一种名为埃尔托型霍乱弧菌的新型低致死率菌株引发一次大规模疫情。疫情从印度尼西亚开始，迅速蔓延至孟加拉国、印度、中东和北非，最终于 1973 年抵达意大利。20 世纪 90 年代和 21 世纪初，一系列更为致命的霍乱疫情先后导致数万人死亡，受灾国家包括刚果民主共和国、伊拉克、津巴布韦和尼日利亚。

2010 年 10 月，海地暴发了一个世纪以来的第一次全球性霍乱疫情。就在十个月之前，海地刚刚经历一场大地震，脆弱的基础设施遭到重创，数十万灾民流离失所，不得不挤进难民营。这次疫情是近年来最严重的霍乱暴发，感染病例超过 70 万，造成 9,000人死亡。自那以后，海地霍乱病例数量稳步下降，但致命疫情仍会出现在加勒比海沿岸、南美洲、中东、印度次大陆、非洲、远东、也门和索马里。2017 年上半年，全球报告新增病例 7,623 例，70 人死亡。目前，人类已掌握了针对霍乱的治疗方法（抗生素和补液），但必须迅速实施才会有效。

2017 年，世界卫生组织发布战略目标，旨在 2030 年将霍乱死亡人数降低 90%。遏制这种疾病的关键手段仍然是适当的卫生设施；另外，截至 2018 年的五年当中，世界卫生组织还向霍乱疫情区、人道主义危机地区和霍乱高度流行热点地区的人们提供了超过 1,500 万剂有效口服疫苗。

与此同时，世界卫生组织不仅将霍乱列为全球公共卫生威胁疾病，更将其视为社会发展落后的关键性指标。早在一百五十年前，人们就已经解开了霍乱的秘密；但直到今天，它仍未被完全消灭。

痢疾

病原体	细菌性痢疾（志贺菌病）：志贺菌。 阿米巴痢疾（阿米巴病）：单细胞寄生虫，溶组织内阿米巴原虫。
传播途径	（主要）被污染的食物或饮用水，经直接接触被污染的粪便人传人。
症状	主要为稀水样便、黏液脓血便，其他症状包括发热、寒战、腹痛、体重减轻。
发病率	每年约有 1.65 亿细菌性痢疾重症病例。
流行分布	全球
预防手段	干净的饮用水、良好的卫生环境和个人卫生习惯，尤其是勤洗手。
治疗手段	细菌性痢疾抗生素和阿米巴痢疾抗寄生虫药，同时补充因腹泻流失的体液和体盐。
全球预防战略	提供清洁饮用水、建立高效的卫生服务环境、培养良好的个人卫生习惯。

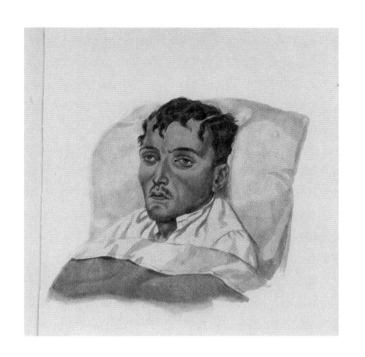

一名患痢疾的士兵，
选自德国疾病刊物，1929 年，插图

根据 19 世纪英国历史学家查尔斯·克莱顿的说法，中世纪打败东征十字军的"与其说是阿拉伯人的弯刀，还不如说是痢疾和其他流行病的有害细菌"。无论这一说法是否真实，多年以来，这种疾病的确对战场上的士兵造成了巨大破坏，以至于其经常被描述为"第五纵队"和"内部敌人"。

战场上的噩梦

1812 年，在拿破仑大军疯狂肆虐的痢疾和斑疹伤寒已造成数千士兵死亡，最终导致法国在俄国战线的溃败。1861 年至 1865 年美国内战中，痢疾被认为造成大约 4.5 万北方联邦军士兵和 5 万南方联盟军士兵死亡。1853 至 1856 年克里米亚战争中，与痢疾共同在军队中肆虐的还有霍乱。当弗洛伦斯·南丁格尔和她的护士团队于 1854 年抵达部队时，其所面临的恐怖局面之一就是挤在一家医院里的 2,000 名痢疾患者，正在肮脏的环境中等待康复或死亡。

这种情况一直持续到 20 世纪和第一次世界大战期间；但将痢疾与战争联系起来的历史记载最早可追溯至公元前 480 年波斯人入侵希腊，确切死亡人数已不可考，但据信当时有数十万人死于同一种疾病。历史学家认为这种疾病要么是痢疾，要么是鼠疫。痢疾的侵袭从不分权贵高低。1216 年，英王约翰在英格兰东部御驾亲征途中死于痢疾；1307 年，英王爱德华一世在征战苏格兰途中被痢疾击垮；1422 年百年战争期间，英王亨利五世死于巴黎郊外的文森城堡，死因显然也是痢疾。1596 年 1 月，在对抗西班牙无敌舰队的战斗中，效命于维多利亚女王的英国海军中将弗朗西斯·德雷克爵士在巴拿马波托贝罗启航时不幸感染。患病期间，德雷克爵士一直被关在他自己的船舱内，并抱怨便血不止。"血痢"也是痢疾的另一个名字。

在爱尔兰乡村，痢疾似乎已经横行几个世纪。牛津大学学者安东尼·伍德曾写道，1649 年奥利弗·克伦威尔围攻爱尔兰德的罗赫达时，其麾下指挥官（也是其兄弟）托马斯"被一种名为痢疾的乡村传染病结束了生命"。17 世纪英国著名医生托马斯·西德纳姆也描述过"爱尔兰地方性痢疾"。然而，痢疾的历史或许还要追溯至更远的年代：1185 年，威尔士的杰拉尔德（牧师、历史学家）曾陪同未来的英王约翰远征爱尔兰，当时他也曾提到过一种"爱尔兰地方性疾病"。1655 年，克伦威尔试图殖民加勒比海沿岸部分地区，但军队再次遭到疑似痢疾的袭击。当年 4 月，英军舰队抵达多米尼加的圣多明各，之后不久，士兵便"出现严重腹泻症状，数百人倒在途中，要么患病，要么死亡"。两周后，接受派遣的另一支军队报告称："雨越下越大，我们的人越来越虚弱，甚至有人腹泻致死。"于是，这项殖民计划只好搁浅。

攻击弱者的疾病

与大多数疾病一样，痢疾对营养不良者的"打击"尤其严重。其通常通过被污染的食物或饮用水进行传播（常常经由苍蝇），但也可通过被污染的粪便实现人传人，因此洗手是预防痢疾的重要手段之一。这种疾病在过度拥挤和卫生条件较差的环境中可迅速传播，使生活在封闭和肮脏条件下的人（如难民营、福利机构、陆军营地）面临巨大的风险。而对于围城战来说，无论是围城者还是被围城者，都极易受到痢疾的攻击。

据17—18世纪运奴船的相关历史记载，船上的条件通常极为恶劣，痢疾及其他传染病经常严重暴发。1664年，有关巴巴多斯的一份报告称：

> 黑奴的死亡率很高，非洲奴隶贸易公司的医生们确信，这是一种因过多生病且羸弱的黑奴挤在一起而造成交叉感染的恶性疾病。

黑奴的身体情况如此糟糕，导致大多数买家拒绝接受他们。公司最后只好以低价将20名黑奴卖给外科医生菲利普·福塞尔斯，据说，这些黑奴最后一个都没有存活下来。另一份来自牙买加的报告讲述了1672年一位名叫詹姆斯·泰勒斯的船长如何从一艘在海上漂泊了三个月才靠岸的船上购买奴隶。"几乎所有人都饿得皮包骨（过度腹泻意味着痢疾），除了发霉的玉米，他（奴隶船船长）几乎没有给他们吃过任何东西。"但作者认为，即使这样也不足以解释这些奴隶的惨状，他补充道，"船上一定发生了什么特别的事，才会导致这么多人死亡。"除了特定条件下的疫情暴发，痢疾对于大多数普通人来说同样具有攻击力。19世纪40年代，爱尔兰大饥荒正"如火如荼"，慢性痢疾和斑疹伤寒在贫困人口中大肆流行，当地人称其为"饥荒痢疾"。19世纪晚期，随着人们开始饮用更多的牛奶，痢疾的发病率也直线上升。未经消毒的牛奶为志贺氏细菌提供了极好的生长培养基，而其正是引发痢疾的主要原因之一。

托马斯·西德纳姆也曾描述过这种疾病，据他所说，1669年伦敦暴发的痢疾疫情是十年以来最严重的一次。从1658年起，痢疾就在《伦敦死亡率法案》中占据重要地位，在"死亡原因"一栏中，其曾被记录为"胃肠道痉挛"。"痢疾"（dysentery）一词来自希腊语，意为"生病的肠道"，其本是一组疾病的统称，会导致肠道炎症和组织坏死（细胞死亡），症状均为腹泻、便中带血或黏液；世界卫生组织将其定义为"稀便或水样大便中含有可见红色血液的任何腹泻发作"。痢疾可以表现为轻微症状，不经治疗即可自愈；但重症却足以致命。

痢疾主要分为两种类型。细菌性痢疾，或志贺菌病，是由志贺菌引起，多发于西方国家；另一种为阿米巴痢疾，或阿米巴病，由一种被称为溶组织内阿米巴原虫的单细胞寄生虫引起，多发于热带地区。大多数阿米巴病患者均无严重症状，但会出现腹泻血便、乏力、体重减轻和偶尔发热。病原寄生虫也可转移至患者的其他器官，通常是肝脏，引起肝脓肿，但一般不会致命。不过艾滋病毒携带者是例外，他们一旦感染，后果将不堪设想。I 型志贺氏痢疾杆菌是志贺菌属中最致命的一种，也是引发痢疾疫情的罪魁祸首。1897 年，日本科学家志贺洁在调查日本大规模痢疾疫情时发现了这种细菌。19 世纪末，日本时常遭到痢疾疫情的攻击，在 1897 年整整半年的时间里，日本共计有超过9.1 万人患病，2 万人死亡。

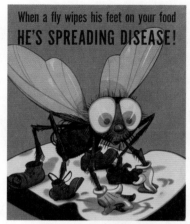

警告苍蝇与痢疾传播之间的关系，美国公共卫生海报，1944 年

由欧洲向外蔓延

　　长期以来，人们一直认为志贺菌起源于热带，然后传播到欧洲。然而，2016 年一项针对全球三百多种细菌菌株的研究表明，导致大规模区域性痢疾疫情和重症痢疾的 I 型志贺氏痢疾杆菌可能起源于欧洲。研究人员相信，这种细菌在 19 世纪末大规模暴发并席卷全球，由通商移民带入美国，并由殖民主义者带入非洲、亚洲和中美洲。

　　如今，细菌性痢疾已流行于世界各地，据信每年会导致 1.65 亿重症病例，超过 100 万人死亡，其中绝大多数发生在发展中国家，甚至包括五岁以下儿童。阿米巴痢疾也已成为全球流行病，但多发于卫生条件差的地区，特别是热带地区。自 20 世纪 60 年代末以来，细菌性痢疾曾多次侵袭撒哈拉以南非洲、中美洲、南亚及东南亚国家，这些地区时常发生政治动荡或自然灾害。1994 年卢旺达种族大屠杀期间，约 2 万名逃往扎伊尔的难民在第一个月就因痢疾而丧生。

　　美国每年感染细菌性痢疾的人口约为 50 万。2010 年，芝加哥附近小镇暴发的一次疫情共造成 328 人死亡，最终流行病调查成功地追踪到在当地赛百味快餐店上班的两名员工。近些年，一个令人担忧的新趋势渐渐显现，也成为当今多种传染病的主要特征：耐药性。事实证明，在卢旺达难民体中发现的志贺氏菌株有能力抵抗所有常用抗生素，医生只得转向其他替代药物。但目前已有更多具有耐药性的新菌株出现，其病原体能以令人担忧的速度实现完全性人体适应。

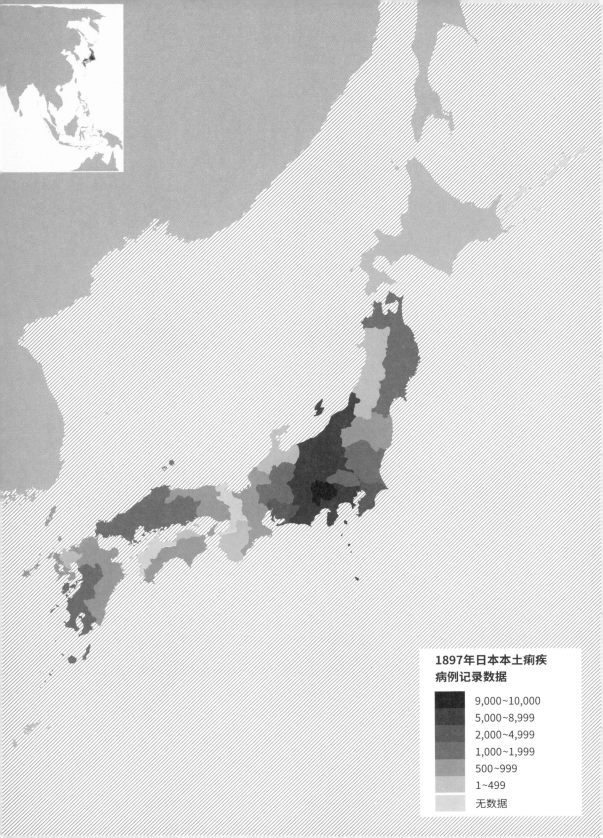

1897年日本本土痢疾
病例记录数据

9,000~10,000
5,000~8,999
2,000~4,999
1,000~1,999
500~999
1~499
无数据

伤 寒

病原体	伤寒沙门氏菌
传播途径	被污染的食物或水
症状	发热、乏力、头痛、恶心、腹痛、便秘或腹泻，有时伴有皮疹。
发病率与死亡率	全球每年约有 1,100 万~2,000 万例病例，约 12.8 万~16.1 万人死亡。
流行分布	全球，主要为非洲部分地区、美洲、东南亚和西太平洋地区。
预防手段	疫苗接种、清洁水源供应、良好的环境卫生和食品卫生
治疗手段	抗生素，但耐药性日益严重。
全球预防战略	自 2019 年起投入 8,500 万美元资金，用于伤寒流行国家的儿童常规疫苗接种。

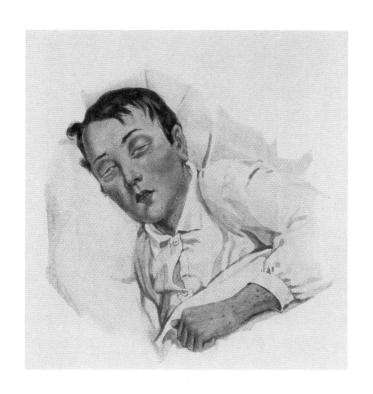

一名伤寒患者，
选自德国疾病刊物，1929 年，插图

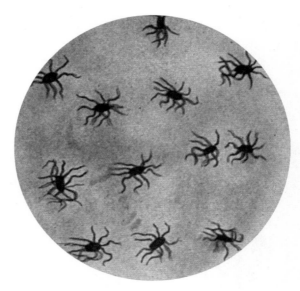

伤寒沙门氏菌

1900 年 4 月 28 日晚，数百名英国士兵突然病入膏肓、奄奄一息。而他们的居住条件则更使他们的处境雪上加霜：10 个人被迫挤在 6 个人的帐篷里，有些人甚至只能在坚硬的地面铺一张防水布和毯子。此时正值布尔战争期间，布隆方丹军队临时医院里的 2,291 名患者中，已有 873 人感染伤寒。

有关布隆方丹疫情的规模，各方面的估计数据不尽相同，但它的确夺去了数千人的生命，其中一些人因缺乏治疗而丧失了康复机会。负责调查医疗状况的政府特派员曾听到一些令人震惊的证词，国会议员威廉·伯德特·库茨称，士兵们已感染伤寒，"正像苍蝇一样死去"。

一段纠结的历史

伤寒和副伤寒（均亦称"肠热病"）被认为拥有相当长的人类感染史。但追踪这一病史的难度在于，伤寒症状在许多其他胃肠道疾病中也很常见，如发热、乏力、胃痛、头痛、便秘或腹泻、食欲不振。有关疑似伤寒的描述曾在公元前 5 世纪的希腊医生希波克拉底的著作中出现；后来，据说罗马帝国皇帝恺撒·奥古斯都曾采用冷浴法治疗某种热症，而这种热症被认为就是伤寒。但可以肯定的是，这根本不可能。

17 世纪，美国弗吉尼亚州詹姆斯敦曾暴发伤寒疫情，7,500 名殖民者中有 6,500 人死亡。美国内战（1861—1865 年）期间，伤寒被认为夺去了约 3 万名南方联盟军士兵和 3.5 万名北方联邦军士兵的生命。1898 年美西战争中，据说五分之一的美军士兵均感染伤寒，而死于这种疾病的人数是死于创伤人数的六倍。20 世纪 20 年代，苏联也曾受到疫情重创。

伤寒和副伤寒是由肠道沙门氏菌的不同菌株引起的相似疾病，副伤寒往往比较温和，死亡率较低。肠道沙门氏菌几乎只存在于人体，可通过被感染的粪便或尿液所污染的食物或饮用水进行传播，或直接接触传播，如与手上留有粪便残迹的病人接触；另外，曾落在带菌粪便上的苍蝇，以及被污染的手帕和毛巾等生活用品，都有可能（偶尔）将疾病传播出去。因此，肠热病和霍乱一样，均与贫民区、难民营及自然灾害频发地区密切相关，这些地区的基础设施（下水道和供水系统）极易受损，卫生条件普遍恶劣。

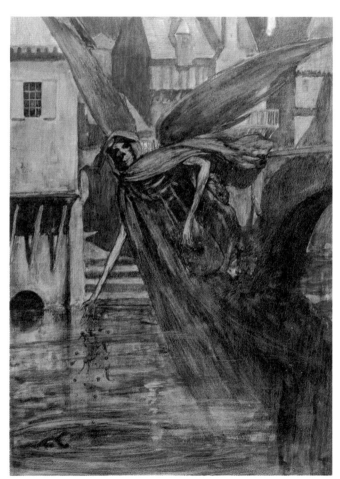

沙门氏菌属的 1,700 种血清型或变体均已被人类鉴定发现，其中大多数都有人类和动物宿主。人类感染沙门氏菌属细菌的原因可溯源至宠物龟、染病奶牛的牛奶、染病的家禽和鸡蛋。不过，伤寒只是一种人类疾病。

直到 19 世纪 30 年代，人们还常常会混淆伤寒和斑疹伤寒，它们的名称非常相似，尽管病因、传播途径和症状各不相同。1850 年，英国医生威廉·詹纳通过系统

死神向城镇附近的河流投掷象征伤寒的毒药，约 1912 年，水彩画

比较这两种疾病的病程、持续时间和症状，从而彻底将它们区分开来，并取得了突破性的进展。

清洁水源

另一个里程碑式的进展出现在 1873 年。另一位英国医生威廉·巴德根据其过去四十年的观察得出结论：伤寒主要通过水传播。一种疾病可以通过水传播，这种观点最早是由约翰·斯诺在 1849 年霍乱疫情时提出的，但直到 19 世纪 70 年代才被人们所接受，从而进一步揭示了清洁饮用水和良好排水系统的重要性。

19 世纪中叶，人们普遍认为伤寒与其他传染病一样，是由腐烂有机物质散发的瘴气或恶臭引起。但巴德认为，伤寒并不是由污秽自发产生，而是本身就具有传染性。1847 年，他在对布里斯托尔附近克利夫顿暴发的一次小规模伤寒疫情进行研究后发现，与约翰·斯诺的 1854 年索霍区霍乱调查结果一样，感染伤寒的人和没有感染伤寒的人之间的关键区别在于，受害者都曾经饮用同一口井中的水。

诸如此类的启示促使 19 世纪的工业化国家开始推行一系列关键性的公共卫生改革。尤其是英国，一些重要立法使得伤寒死亡率大幅度降低，霍乱也随之几乎消失。1862 年，英国医学期刊《柳叶刀》发表评论称，新上任的卫生官员在清理城市的过程中发挥了巨大作用，是他们把伤寒从劳动人民的家中赶了出去。不过，评论继续说道：

> 法律让贫困阶层的住房受到了明智的照顾和监督，但富裕阶层的宅邸却没有……（因此）大城市的中产阶级此时正发着高烧——由沼气和污水引起的高烧。

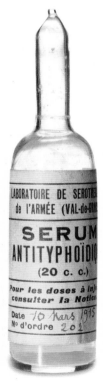

伤寒血清安瓿，1915 年

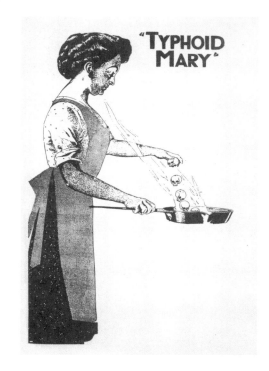

玛丽·马龙，美国第一个被确认为伤寒病菌无症状携带者，人称"伤寒玛丽"，1909 年

　　事实上，这种威胁当时已直达社会阶级的最顶端。英国维多利亚女王的丈夫阿尔伯特亲王于 1861 年在温莎城堡逝世，年仅 42 岁，主治医师威廉·詹纳诊断其死因为伤寒，也就是那位曾经帮助区分伤寒和斑疹伤寒的医生。然而，一些现代医学专家至今仍对此存疑，尽管女王的儿子威尔士亲王（爱德华七世）后来的确几乎死于一场感染，但那是在他父亲过世整整十年后，而且是在斯卡布罗的隆兹伯勒身患重病。据说这一事件让人们重新认识到了良好的下水道系统的重要性。

　　尽管如此，在 1890 年对白金汉宫卫生设施的一项调查中发现，这座城堡竟然"就建在污水沼泽上，排水系统存在严重问题"。更糟糕的是，附近圣乔治医院的一条巨大的下水道竟然就在王宫的地下，距离地下室仅几米远，而且"由于施工失误，下水道已向四面八方渗漏"。

伤寒玛丽

　　在美国，19 世纪后期对城市饮用水的净化处理使得伤寒的城市死亡率下降至低于乡村水平。然而，1906 年发生在纽约州的一起不同寻常的事件，足以显示出这种疾病始终存在致命的危险。

　　富有的银行家查尔斯·沃伦为他位于纽约长岛的度假屋雇用了一位新厨师——玛丽·马龙。在接下来的一周里，这所房子里的 11 个人中有 6 人先后患上伤寒，于是沃伦请来卫生学专家乔治·索伯进行调查。起初，索伯怀疑是当地的淡水蛤蜊出了问题，但后来他认定，尽管厨师玛丽本人非常健康，但其体内应该藏匿着这种病原体并将其传播了出去。当时，科学家们意识到，有些人可以携带并传播这种疾病，但自身竟然可以没有任何症状。

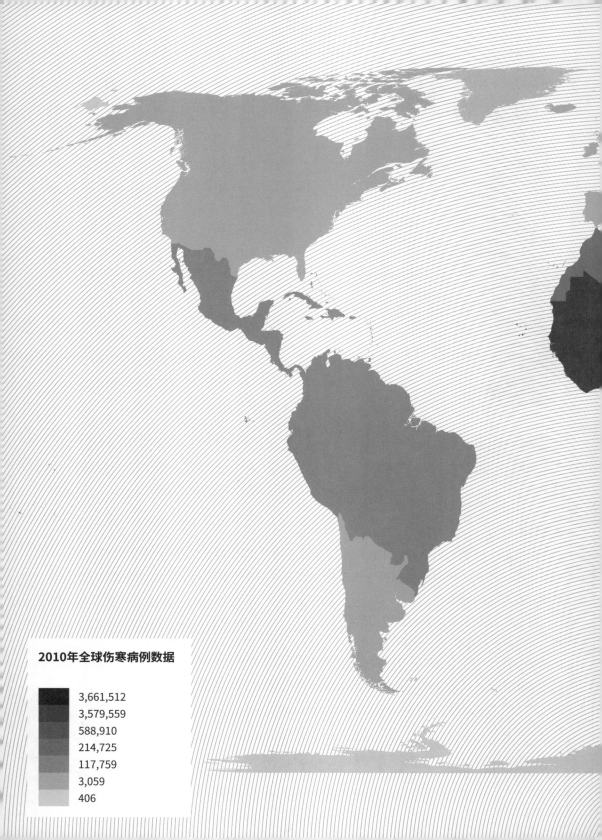

2010年全球伤寒病例数据

	3,661,512
	3,579,559
	588,910
	214,725
	117,759
	3,059
	406

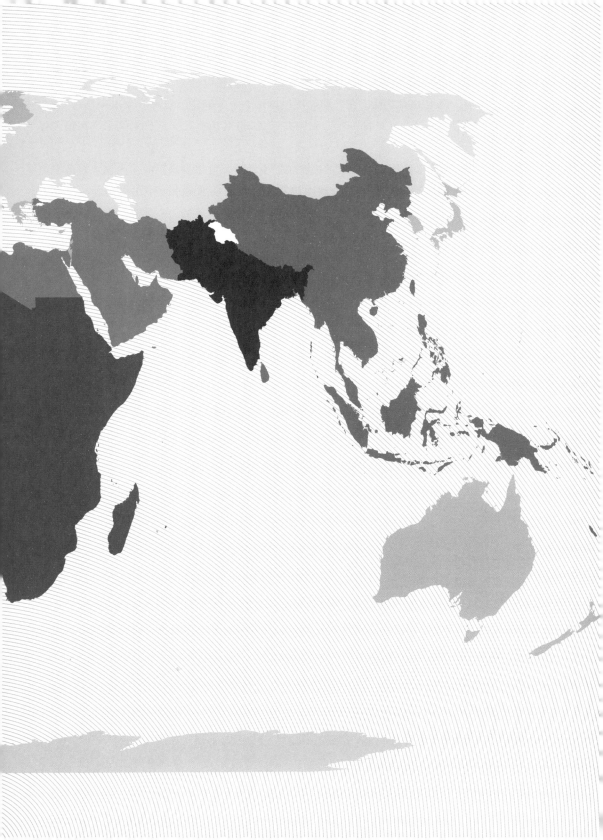

于是，索伯开始跟踪对他颇有戒心的玛丽，试图获取她的粪便、尿液和血液样本。他没有成功，但他的确发现，在之前雇用过她的 8 个家庭中，已有 7 家出现伤寒病例，一些受害者甚至已经死亡。那一年，纽约共有 3,000 名市民死于这种疾病，这在很大程度上都要归咎于玛丽。

最后，警察被迫使用武力将她送进医院接受检测，结果发现玛丽体内伤寒杆菌呈阳性，并从此被隔离三年。1910 年，玛丽被释放，条件是承诺永远不再做厨师。恢复自由后，玛丽先是做洗衣女工，但很快又成为厨师，因为厨师的工资要高得多。后来，她曾在曼哈顿一家妇产医院的厨房工作五年，在那里她自称玛丽·布朗，三个月内至少感染 25 人，其中 2 人死亡。于是，她被重新强制隔离，直到 1938 年离开人世。

一位美国公共卫生官员曾经这样描述伤寒杆菌携带者：

> 那个紧抓着拖车带的脏兮兮的男人可能是病菌携带者，也可能是刚刚用过拖车带的那个穿着时髦的女人已经染上某种令人讨厌的疾病。如果这些人卧病在床，我们还可以躲开他们。但事实上，我们不能。

"伤寒玛丽"的故事早已在民间广泛传播，但这个案例也成为一场关于个人权利与国家权利之争的轰动事件。一些人认为，玛丽之所以一直受到过于严厉的对待，是因为她是贫穷的爱尔兰移民。"我从来没有得过伤寒，一直都很健康，"她对记者说，"为什么我要像麻风病人一样被流放，被迫单独监禁，就只有一只狗做伴？"

强制免疫

1900 年，布隆方丹疫情暴发，此时伤寒疫苗已经问世。"福尔摩斯之父"柯南·道尔爵士当时是一位退休医生，他立刻前往南非，帮忙照顾布隆方丹的伤员。回国后，他主张英国军队必须强制接种伤寒疫苗。当时，大多数士兵因疫苗的副作用而拒绝接种，尽管像斑疹伤寒、痢疾和梅毒这样的疾病已经在战场上肆虐几百年（这些疾病过去没有疫苗，现在也没有）。第一次世界大战期间，英国政府开始强制士兵接种疫苗，从而使得英国军队基本远离了伤寒。

时间快进到 2018 年，伤寒依然是各国关注的健康问题。据估计，全世界每年仍约有 1,100 万～2,000 万人感染这种疾病，其中 12.8 万～16.1 万人死亡。虽然发达国家生活条件的改善和抗生素的使用大大降低了发病率和死亡率，但在非洲部分地区、美洲、东南亚和西太平洋沿岸地区，伤寒仍然是一个公共卫生难题。在这些地区，任何无法获

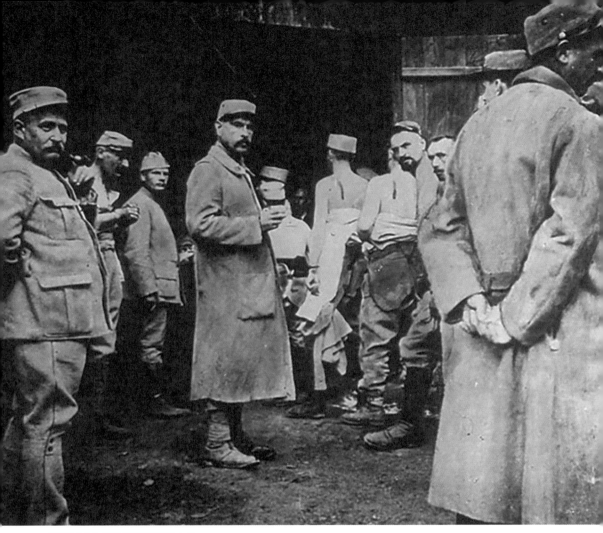

一战期间正在接种伤寒疫苗的士兵

得清洁饮用水和良好卫生设施的人都会面临危险，其中儿童更是毫无抵抗力。

2017 年，专家建议世界卫生组织应在伤寒疫情相对频发的国家，为六个月以上儿童常规接种一种更具持久性免疫力的新疫苗。2019 年，世界卫生组织总计为疫苗项目投入 8,500 万美元。同时，该组织宣称，城市化进程和气候变化"可能会加剧全球范围内伤寒疫情的暴发"，并警告说，人类对用于治疗这种疾病的抗生素已表现出越来越强的耐药性。

3

昆虫与动物传播

疟疾

病原体	疟原虫属
传播途径	被携带疟原虫的雌性按蚊叮咬。
症状	流感样：乏力、发热、头痛、盗汗、寒战、呕吐，伴有肌痛和腹泻。
发病率与死亡率	2016 年全球约有 2.16 亿例病例，44.5 万人死亡。
流行分布	发现于超过 100 个国家，包括非洲、亚洲、中美洲和南美洲大部分地区。
预防手段	药物和环境治理措施，包括大规模分发经杀虫剂处理的蚊帐。
治疗手段	根据疟原虫种类和感染区域等因素选择药物。
全球预防战略	环境和药物预防与快速诊断、治疗、监测相结合。世界卫生组织旨在 2030 年将发病率和死亡率降低至少 90%。

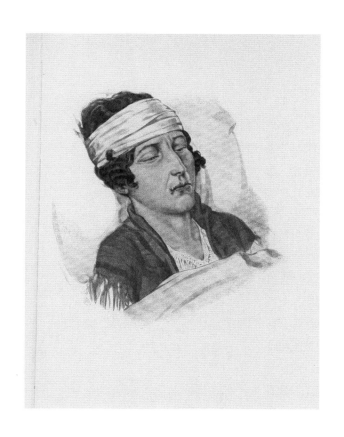

一名患疟疾的妇女，
选自德国疾病刊物，1929 年，插图

1740 年，英国政治家霍勒斯·沃波尔在给一位朋友的信中解释他决定离开罗马的原因："每年夏天，一种名叫疟疾的可怕东西就会降临罗马，夺走人的生命。"

早在几个世纪前，人们就已经发现传染病、沼泽和湿热气候之间存在联系。然而，像许多流行病一样，人们认为问题出在难闻的气味上（尤其是沼泽释放的气体），于是，"疟疾"就有了"mala aria"这个名字，意大利语意为"糟糕的空气"。除此之外，其也会被称为"沼泽热""打摆子""罗马热"，后者诚如沃波尔所说，罗马的确曾有一段深受疟疾困扰的历史。

古老的头号杀手

疟疾与肺结核、艾滋病并列世界三大"头号杀手"，也是已知最古老的传染病之一。科学证据表明，人类与传播这种疾病的蚊子之间有着长期的联系。但由于疟疾不会在人体骨骼上留下任何痕迹，因此无法从骨骼遗骸中找到线索。

引发疟疾的疟原虫被认为是像海藻一样的单细胞植物，它似乎可以制造叶绿素，这对光合作用至关重要。在其进化的某个阶段，这种寄生虫的宿主可能从猴子转变成人类，而其导致的疾病很可能首先出现在南亚，之后转移到非洲、欧洲，最后是美洲。

公元前 2700 年，一部中国医学古典文献中记载了几种疟疾的典型症状。公元前 5 世纪，希腊医生希波克拉底的一篇文章被认为是有

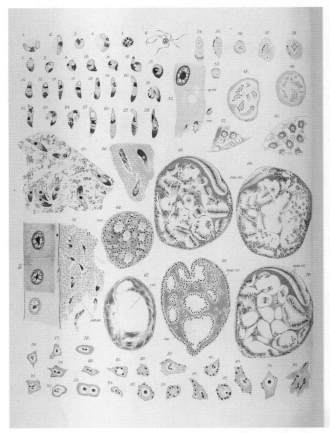

疟原虫剖面图，1901 年

关不同类型疟疾引发不同发病周期症状的早期描述，并认定这种疾病是由受污染的饮用水引起的。梵文医学文献《妙闻集》的起源或许可以追溯至公元前 600 年左右，其中也描述了一种疑似疟疾导致发热的症状，并称其是由昆虫叮咬实现传播的。

罗马帝国时期，疟疾在欧洲和地中海沿岸非常常见。起初，这种疾病并不像后来发展的那样致命，因其最致命的寄生虫（恶性疟原虫）在当时非常罕见。然而，当两种携带病原体的蚊子从北非和亚洲抵达南欧时，情况发生了变化。在罗马帝国统治的最后几年里，疟疾已非常致命，以至于一些历史学家认为是它加速了帝国的瓦解（黑死病是另外一个争夺者）。

在中世纪和文艺复兴时期，疟疾似乎已经销声匿迹；但到了 17—18 世纪，它再次席卷欧洲，这次不仅仅是南欧，有时甚至会向北蔓延至斯堪的纳维亚半岛南部。

疟疾是如何传到美洲和加勒比海沿岸的，目前尚不清楚，但很可能是 15 世纪末随克里斯托弗·哥伦布及其船员一起来到"新世界"。当时，疟疾在欧洲和非洲已非常流行，欧洲人登陆后不久，就有报道称疟疾开始在加勒比海沿岸蔓延。对于新大陆来说，并不是所有地区都会为携带这种病原体的蚊子提供适宜的环境或气候，但到了 19 世纪，这种传染病已经开始在密西西比河谷、加利福尼亚中央河谷和南美洲北部沿海低地广泛传播。

科研突破

19 世纪 60 年代，法国化学家路易斯·巴斯德提出其细菌学说，科学家们由此开始思考可能是一种有机体导致这种疾病的产生。第一次突破发生在 1880 年，法国军医阿方斯·拉韦朗首次发现导致人类感染疟疾的寄生虫群。但他的发现在当时受到了强烈质疑，因为研究人员认为细菌才应该是罪魁祸首。随后，拉韦朗继续潜心研究，开始识别不同类型的寄生虫及携带这些寄生虫的不同种类的蚊子。

事实上，疟疾分为四种类型，分别由四种叫作疟原虫的寄生虫引起。早期医生认为其与沼泽相关，当然，沼泽是蚊子的发源地。最严重的疟疾感染来自恶性疟原虫，其会导致恶性间日疟，先是发冷，接着是高热，然后是出汗，每 48 小时复发一次。而其他三种类型的疟疾则不会危及生命。

恶性疟原虫仅在热带地区活跃，但另一种间日疟原虫则耐低温，在英国和加拿大南部都曾出现过。有人认为当初欧洲人带到"新世界"的应该是间日疟原虫，而恶性疟原虫是由非洲奴隶带过去的。在加勒比海沿岸，黑人奴隶天生的免疫力可以帮助他们抵御恶性疟原虫，但不幸的是，这也让他们成为了"更有利用价值"的奴隶。当毫无免疫力

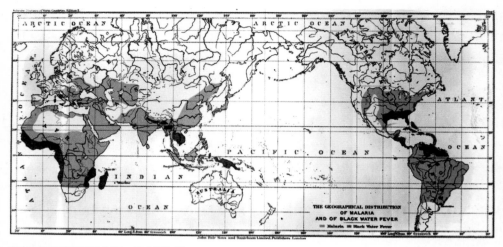

疟疾及黑尿热病例分布图，约 1903 年

的欧洲殖民者第一次接触到恶性疟原虫时，其后果也极具毁灭性。据说，在非洲部分地区，疟疾被称为"白人坟墓"的"掘墓人"。

1897 年，英属印度陆军医疗队军医罗纳德·罗斯发现，感染疟疾的人类同时也会将疟原虫传染给蚊子，这让人们对疟疾的了解取得了重大进展。后来，他继续证明，蚊子同时也可以将寄生虫传染给鸟类，并从一只鸟传染给另一只鸟，因此得以证明感染的传播方式。罗斯也因此于 1902 年获得诺贝尔生理学或医学奖。

人类疟疾疟原虫的唯一已知携带者是一种受感染的雌性按蚊，目前世界各地约有 60 种不同种类的按蚊。1898 年，来自意大利的研究小组还曾描述过疟原虫在人体内的整个生命周期。

环境因素

当疟疾传播微生物学的实验室工作正进行得如火如荼时，一些实地研究开始着眼于疟疾传播的环境因素。19 世纪中叶，印度洋上的两座岛屿暴发严重的疟疾疫情，但附近的其他三座岛屿却平安无事。研究人员认为，人们为种植甘蔗而进行的大规模森林砍伐，以及飓风等自然现象，均为来自非洲的按蚊创造了完美的繁殖环境。疫情最终得到控制，但仍有再次暴发的危险。

在 20 世纪，了解疟原虫的生命周期成为控制疟疾疫情的关键手段，比如杀虫剂的使用。到 50 年代初，意大利、美国和罗马尼亚等国纷纷推出消灭疟疾计划，但在世界

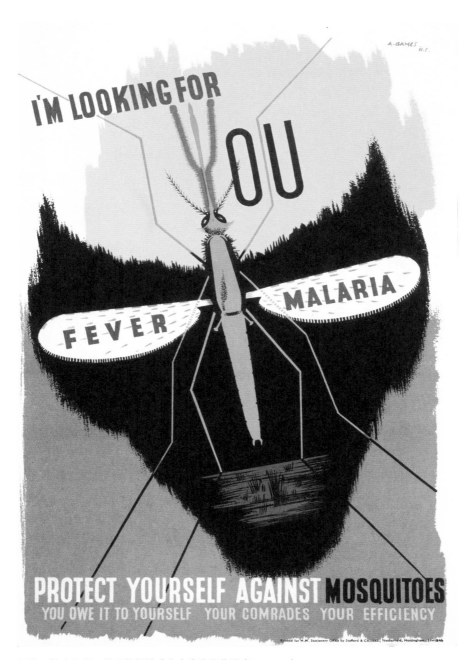

灭蚊及抗疟海报，蚊子的翅膀成为人类头骨的眼窝，1941 年

范围内，其依然是人类健康的主要威胁之一。据官方估计，全球每年约有 3 亿疟疾病例产生，超过 300 万人死亡。

20 世纪初，巴拿马运河的修建终于在疟疾和黄热病得到一定控制后得以开工。巴拿马地峡是蚊子的"世外桃源"：持续的高温，为期九个月的雨季和热带丛林。当运河工程开始时，据估计，每周靠近运河入口的科隆市都会有约六分之一的人口患上疟疾。

1901 年，在美国的帮助下，古巴城市哈瓦那终于遏制住另一种由蚊子传播的疾病——黄热病，方法是隔离入境人员，以及对建筑物进行防蚊防护并抽干沼泽。这些措施立竿见影，同时也大大降低了疟疾的发病率。根据这一经验，卫生专家为巴拿马运河区和附近城市制订了专门的抗疟计划。

1906 年，在修建运河的约 2.6 万名工人中，有超过 2.1 万人因疟疾住院。但到了 1912 年，5 万名工人中就只有 5,600 人感染疟疾。1906 年至 1909 年底的三年时间里，工人及总人口的死亡率都大幅度下降，但在整个运河工程期间，这种疾病仍然是一个挑战。

20 世纪 40 年代，人类历史上的第一种现代合成杀虫剂 DDT（双对氯苯基三氯乙烷）问世。事实证明，其在抗击疟疾、黄热病、斑疹伤寒和其他虫媒传染病方面都非常有

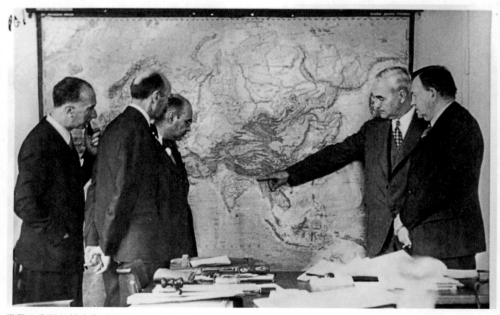

世界卫生组织抗疟临时委员会，1947 年

效，并被广泛应用于农业、家庭和园艺。然而，进入 60 年代，人们开始担忧 DDT 对自然环境的破坏和对人类健康的威胁。

2004 年，《关于持久性有机污染物的斯德哥尔摩公约》生效，这是一项禁止除控疟以外使用 DDT 的全球性条约。2006 年，世界卫生组织宣布允许在疟疾仍是主要健康威胁的非洲国家使用 DDT（室内），并指出其利大于弊。

消灭疟疾的挑战

1955 年，世界卫生组织发布在全球范围内消灭疟疾的计划，但计划于 1969 年终止，人们普遍认为这是一次重大失败。到 2015 年，该目标已被修订为"到 2030 年将发病率和死亡率降低至少 90%"。该计划还包括：预防（环境和药物）、快速诊断、治疗和监测。2014 年至 2016 年，世界各国共计发放 5.82 亿顶经杀虫剂处理的蚊帐，其中 5.05 亿顶被分配给撒哈拉以南的非洲国家。

2016 年，全球共 44 个国家报告病例少于 1 万例，而 2010 年仅为 37 个国家。吉尔吉斯斯坦和斯里兰卡已被认定为"无疟国家"，还有 21 个国家确定到 2020 年实现彻底消灭这种疾病。

然而，与此同时，就在世界卫生组织所说的"抗疟工作取得前所未有的成功"之后，到 2017 年，进展陷入停滞。2016 年，全球共有约 2.16 亿例新发病例，比前一年增加约 500 万例，44.5 万人死亡。非洲占全部死亡病例的 91%，其中绝大多数在撒哈拉以南的非洲国家。

世界卫生组织在指责抗疫资金不足的同时，声称要想达到计划中的第一个目标（与2015 年相比发病率和死亡率降低至少 40%），投资还须增加一倍以上。同时，全球须时刻保持警惕。在某一特定国家或地区疟疾病例清零后，如何防止疫情卷土重来成为下一个工作重点。科学家们还警告说，气候变化和全球变暖很可能让目前尚未发现疫情的地区出现或重新出现疟蚊。

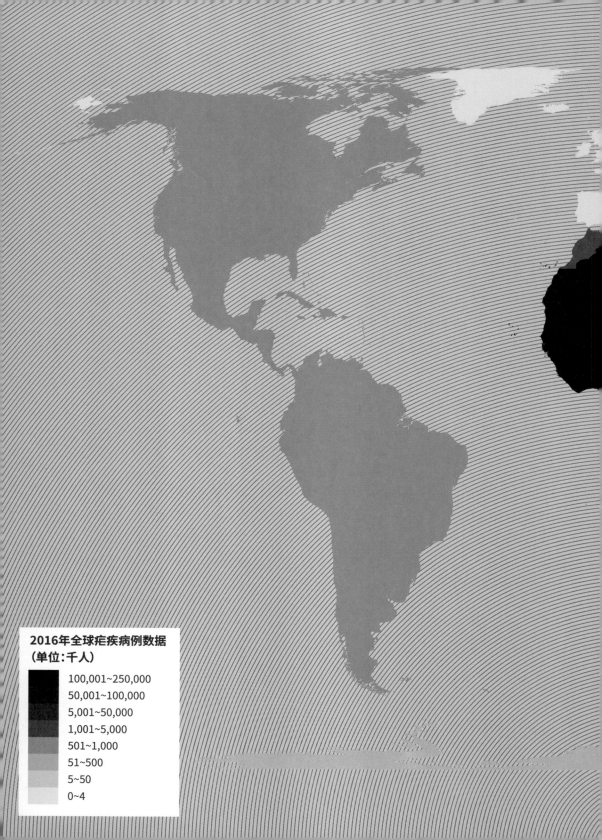

**2016年全球疟疾病例数据
（单位：千人）**

- 100,001~250,000
- 50,001~100,000
- 5,001~50,000
- 1,001~5,000
- 501~1,000
- 51~500
- 5~50
- 0~4

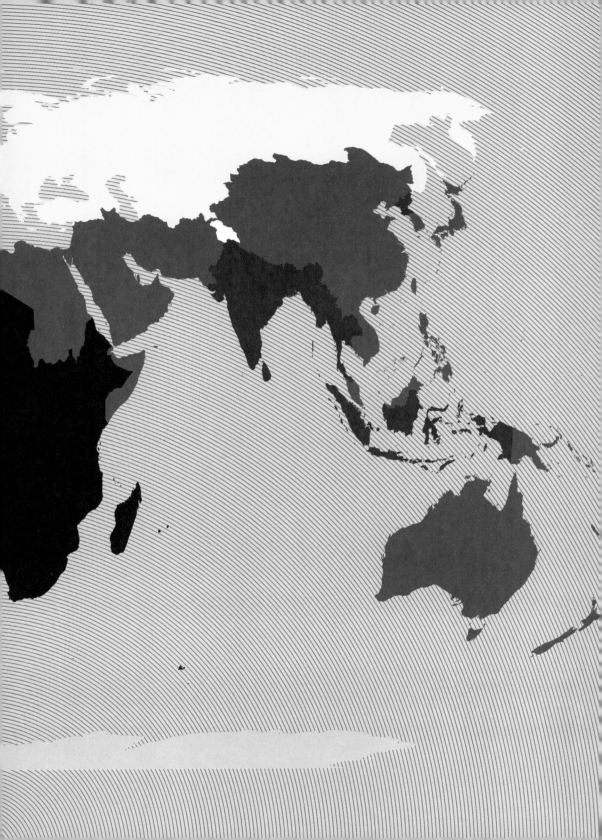

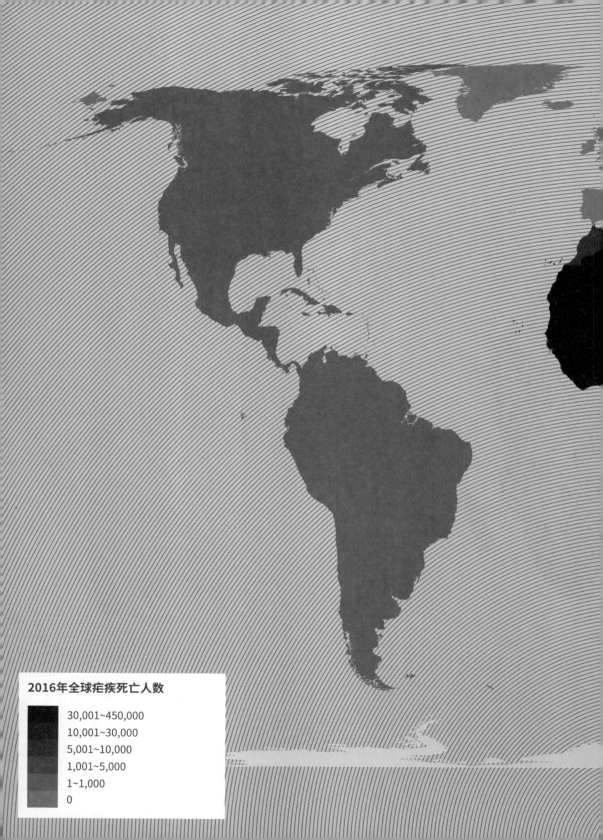

2016年全球疟疾死亡人数

30,001~450,000
10,001~30,000
5,001~10,000
1,001~5,000
1~1,000
0

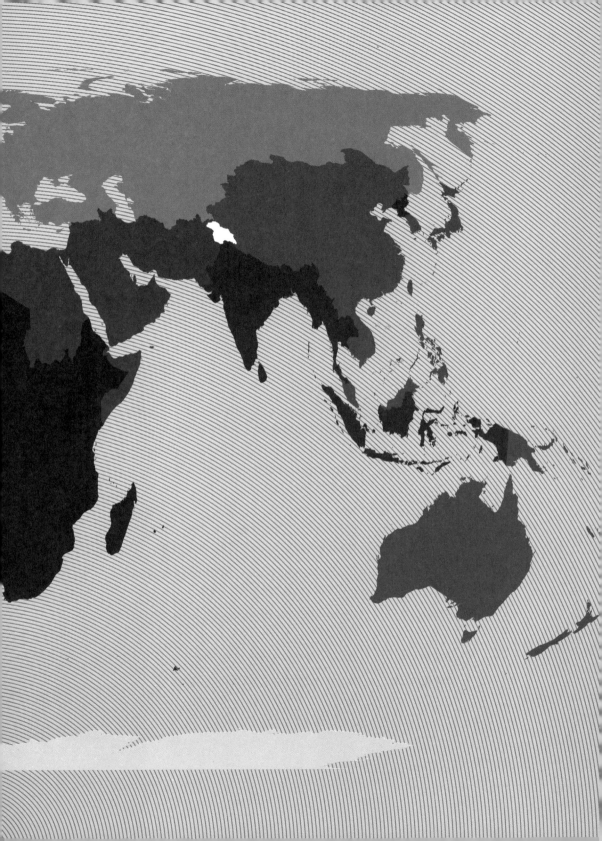

鼠疫

病原体	鼠疫耶尔森氏菌
传播途径	鼠蚤叮咬，由啮齿类动物传播给人类；也可经呼吸道或直接接触被感染者身体组织实现人传人。
症状	高热、寒战、头疼、胸痛、乏力、恶心、呕吐。黑死病常见症状还包括淋巴结肿大、明显触痛，可转为水肿、充血、出血。
发病率与死亡率	2010 年至 2015 年全球共计 3,248 例新发病例，584 人死亡。黑死病致死率为 30% ~ 60%。次常见类型肺鼠疫如不经治疗致死率可达 100%。
流行分布	在美洲、非洲和亚洲乡村地区流行，主要为刚果民主共和国、马达加斯加和秘鲁。
预防手段	在疾病流行地区破坏啮齿类动物栖息地并使用杀虫剂。
治疗手段	抗生素、呼吸支持治疗、静脉补液
全球预防战略	高风险地区监测并迅速反应以遏制疫情。

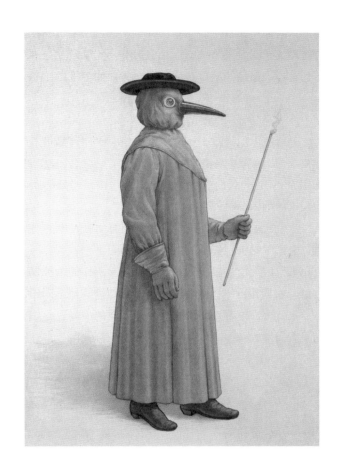

一位身穿鼠疫防疫服的医生，17 世纪

几个世纪以来，鼠疫在各大洲造成的浩劫改变了许多地区的经济、政治结构和社会等级。其名字"Plague"来自拉丁语，意为"伤害、打击"，至今仍具有恐怖的威慑力，被用来描述各种各样的灾难，包括《希伯来圣经》中的"埃及十灾"。

鼠疫的历史可谓十分悠久。2017 年，研究人员宣布在俄罗斯和克罗地亚一带的人类遗骸中发现鼠疫痕迹，时间可追溯至石器时代晚期。一些历史学家认为，公元 165 年袭击罗马的致命疫情直接加速了罗马帝国的灭亡；但并不能确定其是淋巴腺鼠疫还是天花等其他传染病。不管怎样，鼠疫的确是造成三次全球性大瘟疫的罪魁祸首。

查士丁尼瘟疫

历史上第一次有记录可考的鼠疫大流行（也是第一次有可靠报道的疫情大暴发）被称为"查士丁尼瘟疫"，以当时拜占庭帝国皇帝查士丁尼命名，开始于公元 541 年的君士坦丁堡（今伊斯坦布尔），然后向东传播到波斯，向西传播到南欧，最终夺去了世界上大约 33% ~ 40% 人口的生命。

鼠疫以君士坦丁堡为起点向外传播的过程虽然还算清晰，但它是如何传入君士坦丁堡的原因至今未知。曾亲眼见证这场浩劫的拜占庭历史学家普罗科匹厄斯声称，瘟疫是沿贸易路线从埃及而来，但更为近期的理论认为，它起源于撒哈拉以南的非洲，很可能是肯尼亚、乌干达和（或）扎伊尔，然后进入埃及或通过其他不同途径抵达拜占庭首都君士坦丁堡。还有专家认为，这种病毒的源头来自现在的中亚，他们普遍认为那里是大约八百年后导致黑死病暴发的源头。

通常情况下，君士坦丁堡进入冬季后，鼠疫会逐渐消退，直到第二年春天才会再次暴发。此后，这种流行病一直断断续续，直到 8 世纪才最终销声匿迹。

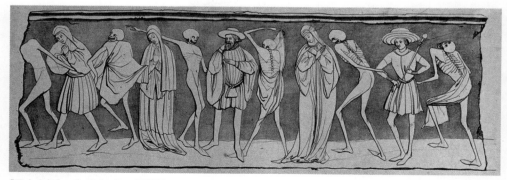

《死亡之舞》，约 1831 年，石版画

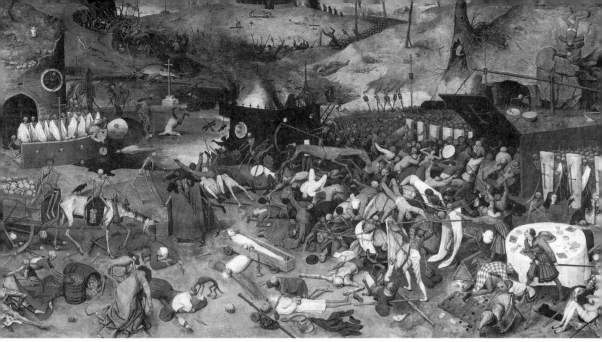

《死亡的胜利》，老彼得·勃鲁盖尔，约 1562 年

　　鼠疫是由鼠疫耶尔森氏菌引起的。这种细菌通常通过带菌跳蚤的叮咬从啮齿类动物传播给人类，但也可通过患者咳嗽或打喷嚏时喷出的飞沫或直接接触感染者身体组织进行传播。然而，在 2018 年年初的一项研究中，研究人员对这种鼠类在黑死病疫情暴发中所发挥的作用提出了质疑，称其并不能解释黑死病在全球范围内迅速传播的原因。他们报告称，鼠疫更有可能是通过寄生在人体或衣服上的跳蚤和虱子进行传播的。

　　鼠疫有两种主要感染形式：腺鼠疫和肺鼠疫。腺鼠疫集中发于淋巴结，且更为常见；肺鼠疫以肺为中心，死亡率更高但不易感染，只占少数病例。还有一种是败血症鼠疫，只有当细菌进入血液时才会发生。

黑死病

　　腺鼠疫可制造令人痛苦的肿块：颈部、腋下和腹股沟处形成可怕的黑色"淋巴结肿大"，因而使这种疾病臭名远扬。14 世纪，威尔士诗人约恩·格辛曾写道："祸哉！我腋窝下的先令；它是沸腾的，可怕的，无论它来自哪里；它是使人痛苦的元凶，是让人痛哭的祸首，是腋下驮着的重担。"

　　黑死病（腺鼠疫）经常被描述为人类历史上最严重的传染病，估计造成欧洲 8,000 万人口 60% 的致死率、全世界 7,500 万到 2 亿人死亡。长期以来，人们认为它起源于中国，但另一种理论认为其起源于欧亚大草原。在那里，所谓的"鼠疫水库"（即鼠疫耶

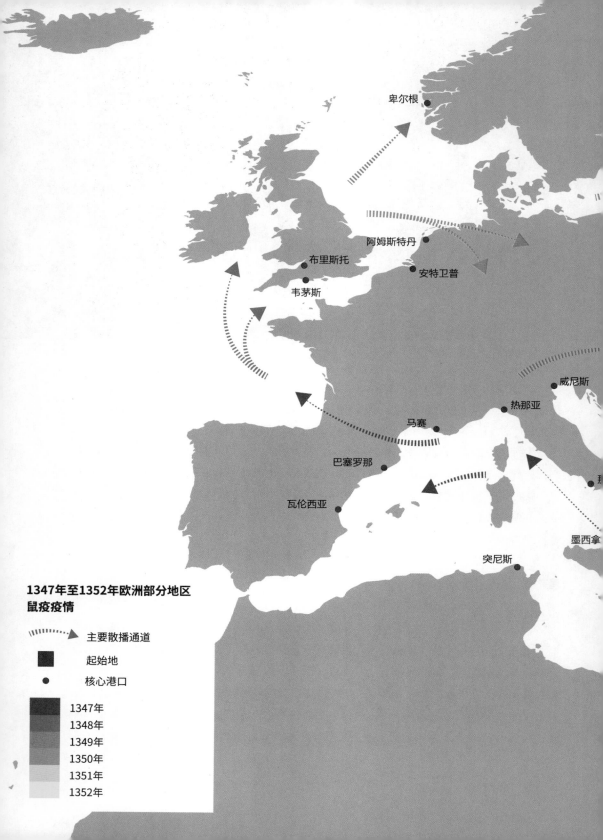

卑尔根

阿姆斯特丹

布里斯托
韦茅斯
安特卫普

威尼斯

热那亚

马赛

巴塞罗那

瓦伦西亚

墨西拿

突尼斯

**1347年至1352年欧洲部分地区
鼠疫疫情**

主要散播通道

起始地

核心港口

1347年
1348年
1349年
1350年
1351年
1352年

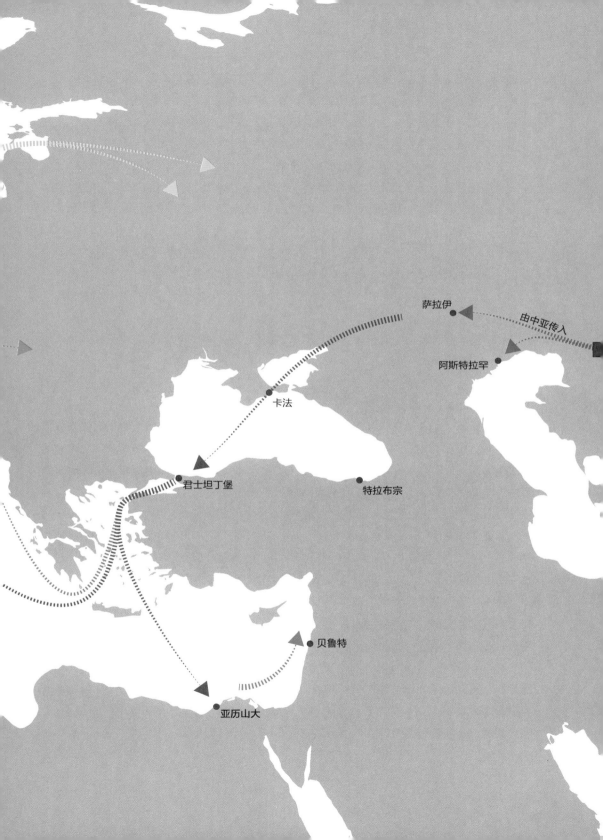

萨拉伊

由中亚传入

卡法

阿斯特拉罕

君士坦丁堡

特拉布宗

贝鲁特

亚历山大

尔森氏菌在密集野生鼠群中传播的地区）从里海西北沿岸一直延伸到俄罗斯南部。

第一批黑死病病例可追溯至 1346 年，蒙古军队袭击了克里米亚的一个意大利贸易站。鼠疫迅速在蒙古军队中暴发，并蔓延至城市。后来，当意大利商人逃回家乡后，其商船停靠在沿途的各个港口，便将带有病原体的老鼠带回了意大利。

意大利的佛罗伦萨和锡耶纳先后遭受重创。意大利诗人彼特拉克说，不曾目睹这场不断上演的悲剧的人永远不会相信这场灾难的规模。"相反，"他说，"人们会把我们的证词当成鬼话。"来自锡耶纳的鞋匠阿涅洛·迪图拉在这场疫情中失去了五个孩子，他这样写道：

> 人类的语言是无法尽述这恐怖的事实的……没有人会为了金钱或友谊去埋葬死者。家庭的其他成员也尽可能地把死者抛进水沟，没有牧师，也没有教堂。

尸体堆积的速度远比政府掩埋他们的速度要快，这样可怕的场景如今已不可磨灭地与黑死病紧紧联系在一起。

沿海上贸易之路

黑死病的空前蔓延与当时欧洲贸易的大规模扩张脱不开关系。新型船只能够运载更大的货箱、跨越更远的距离；新的航线此时已将意大利的威尼斯港和热那亚港与远方的君士坦丁堡、克里米亚、亚历山大、突尼斯、伦敦和布鲁日连接起来。而从伦敦和布鲁日出发的海上航线甚至可一直延伸到北欧四国和波罗的海。

1347 年 5 月，来自克里米亚的意大利商船抵达君士坦丁堡，7 月初那里曾暴发黑死病疫情。更多的商船将疾病从君士坦丁堡带到亚历山大港，又从那里传播到北非，穿过中东，绕过地中海，在 9 月到达法国马赛。从马赛开始，它继续向北移动，沿罗纳河谷到达里昂，并向南推进至西班牙。与此同时，意大利商船还在继续驶向热那亚、威尼斯和比萨。

很快，疫情从两条不同战线袭击西班牙；而在法国，疫情则向西移动到布列塔尼，向东南移动到巴黎，向北移动到荷兰和比利时。与此同时，另一艘满载"瘟疫"的船只正停靠在法国诺曼底的鲁昂港。

1347 年 6 月，黑死病从法国西南部传入英格兰，即现在多塞特郡海岸的韦茅斯。随后，英国在几条战线上接连受到攻击，与之前的欧洲大陆如出一辙：西南部的布里斯托港、东部的科尔切斯特港和哈里奇港，以及北部的格里姆斯比港。8 月，伦敦沦陷，随后疫情迅速席卷英格兰，苏格兰、威尔士和爱尔兰紧随其后。

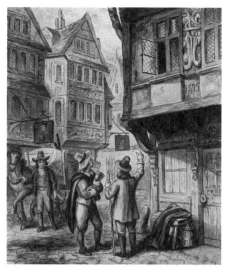
伦敦大瘟疫期间运送尸体的马车，1665 年

挪威、丹麦、瑞典、德国、奥地利、瑞士和波兰在差不多同一时间或不久后相继被击倒。1351 年底，俄国遭到袭击。冰岛和芬兰人口稀少且鲜与外界联系，专家们相当确信，这两个国家是当时欧洲唯一没有受到影响的地区。

然而，尽管欧洲各地人口和旅行在不断增加，无疑助长了瘟疫的传播，但当时人们对疾病的传播方式知之甚少，因而无从下手进行有效预防。当时，传染病，特别是黑死病，通常被认为是上帝对人类罪孽的惩罚，因此他们能做的，除了忏悔，就是认命。

黑死病最终在 1453 年日渐平息，虽然仍会在不同地区以零星暴发的形式复发。在英国，疫情一直持续到 15 世纪早期。1563 年，伦敦死亡人数超过两万，占全城人口的四分之一到三分之一。专家们认为，中世纪晚期的黑死病所造成的巨大损失也并非一无是处：由此导致的劳动力短缺迫使各国政府推进重大的社会变革，同时推动了科技的进步。

伦敦大瘟疫

伦敦大瘟疫的第一个记录病例确诊于 1665 年初。当时，威斯敏斯特城墙外的德鲁里巷内发现有两人死亡。医生纳撒尼尔·霍奇斯在整个疫情过程中始终在伦敦救治病人，他声称，如果政府能更快地采取行动，这场悲剧或许不会发生。他写道：

> 一些胆小的市民……搬进了伦敦城，不幸的是，他们把瘟疫也带了进来……于是，本来还在初发期的瘟疫突然变得强大，开始扩散致命毒素。仅仅是因为不想把最先感染的人隔离起来，整座城市就在一眨眼的工夫被感染得无可救药。

炎炎盛夏，伦敦城的死亡人数不断飙升，9 月时已达到每星期死亡 7,165 人。大多数有钱有势的人都已逃离，包括王室成员、律师和国会议员。不过，伦敦市长一直坚守城内，执行旨在遏制疫情蔓延的紧急措施和规定。感染者被锁在家中，有人专门为他们提供食物；受政府雇用的搜尸人负责在城内寻找尸体，晚上将一车车的尸体运到城外，挖坑埋

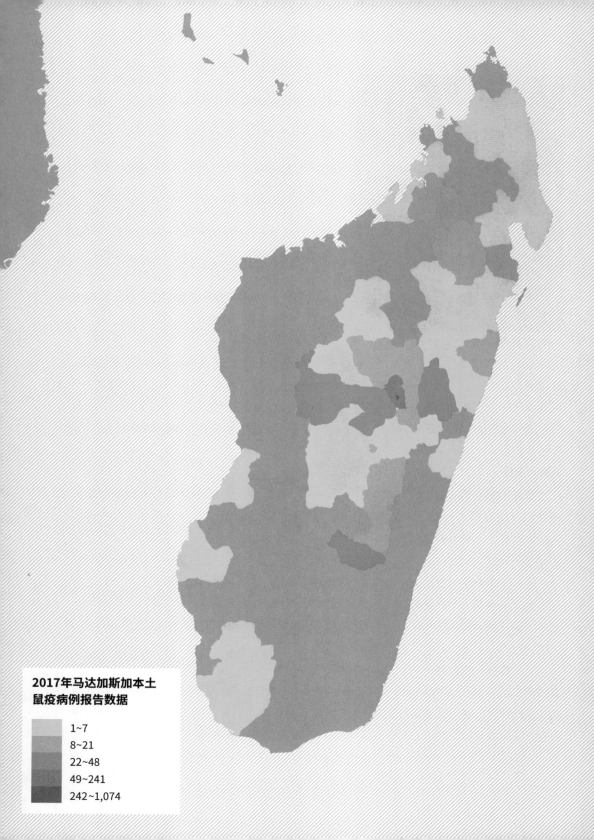

**2017年马达加斯加本土
鼠疫病例报告数据**

- 1~7
- 8~21
- 22~48
- 49~241
- 242~1,074

掉；那些徒步逃往附近乡村的穷人则遭到当地村民的袭击和驱赶。这些防治措施并未能保护伦敦免受破坏，但疫情在很大程度上被控制在了伦敦城内。

在英国，德比郡的伊姆村是一个例外和传奇。这里 9 月遭到疫情袭击，据称是通过从伦敦运来的一捆藏满跳蚤的布料而感染。当疫情开始传播时，伊姆村的牧师说服村民立刻进行自我隔离。据称大约 350 名村民中共有 259 人死亡。这就很容易理解为何这个故事会引起公众的广泛想象。但现代历史学家对其中某些方面提出了质疑，声称死亡村民最多占 50%，隔离措施也并非伊姆村独有。

通常，随着秋季的到来，气温下降，鼠疫也会开始减弱。10 月中旬，日记作家塞缪尔·佩皮斯写道："上帝啊，街道空荡荡，多么凄凉，街上有那么多可怜的病人，满身疮痍……但本周有很大希望出现大幅度下降，上帝送来了转机。"佩皮斯的希望没有落空，伦敦大瘟疫终于迎来了尾声，官方公布的死亡人数共计 68,596 人，但实际数字据信超过 10 万人。

现代鼠疫疫情

第三次，也是最后一次鼠疫大流行，始于 19 世纪 60 年代。在随后的二十年里，它以一种熟悉的模式蔓延至世界各地港口城市，最终造成大约 1,000 万 ~ 1,200 万人死亡。20 世纪上半叶的印度和 20 世纪六七十年代越战期间的越南，均暴发了较近期的鼠疫疫情。时至今日，在撒哈拉以南的非洲和马达加斯加岛也曾发现鼠疫病例，这些地区目前仍占报告病例总数的 95% 以上。

现代鼠疫零星暴发的同时，人们对传染病的认识也取得了科学上的重大进步。根据路易斯·巴斯德的细菌理论，19 世纪末和 20 世纪初的研究人员确定了导致多种鼠疫类型的细菌。1894 年，当现代鼠疫传入香港时，法国细菌学家亚历山大·耶尔森发现了导致鼠疫的微生物，并阐明了其传播方式。

很快，与鼠类相关的鼠疫疫情在全球大多数城市得到控制，但在美洲、非洲和亚洲部分地区，感染极易传播给当地的松鼠和其他小型哺乳动物。这些新宿主使得这种疾病成为包括美国西部在内许多乡村地区的地方病。不过，截至 2017 年 10 月，鼠疫的常见流行地区已仅限为刚果民主共和国、马达加斯加和秘鲁。

由于鼠疫的传播速度极快且死亡率极高，鼠疫耶尔森菌几个世纪以来一直被用作生化战争的原始武器，即将携带病菌的老鼠尸体扔过城墙，或从飞机上空投带菌的跳蚤。今天，这种细菌仍被认为是一种安全威胁，因其很可能被恐怖分子加以利用。美国一个专家小组曾警告说，"雾化鼠疫武器"很可能具有巨大的致命性。

斑疹伤寒

病原体	普氏立克次体（细菌）
传播途径	人虱
症状	头痛、寒战、乏力、高热、咳嗽、肌肉剧痛，随后胸背部出现皮疹，并蔓延至全身，但面部、手掌、脚底皮疹少见。
发病率	自第二次世界大战以来，报告病例多发生在布隆迪、埃塞俄比亚和卢旺达。1997 年布隆迪出现 2 万例病例。
流行分布	非洲中部和东部、中美洲、南美洲和亚洲寒冷地区，过度拥挤且卫生条件差的地区，如监狱和难民营。
预防手段	保持个人卫生清洁并使用杀虫剂，以防被虱子侵扰。
治疗手段	抗生素

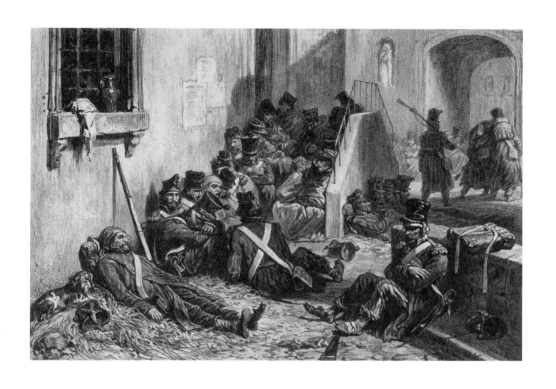

患斑疹伤寒的士兵躺在德国美因茨的街道上，
19 世纪，石版画

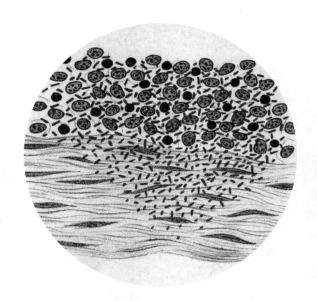

被普氏立克次体感染的肠道

"斑疹伤寒的历史……是一部人类的苦难史。"19 世纪流行病学家奥古斯特·赫希这样写道。赫希之所以这样说，是因为几个世纪以来，斑疹伤寒主要针对的是生活在最悲惨环境中的人：身陷囹圄，挤在肮脏的贫民窟，在饥荒中挨饿，在战场上战斗。因此，其也被称为"监狱热""集中营热""战争热"。由于其总是与所谓的"下等人"联系在一起，因而患者本身有时会饱受指责。

回顾早期的战争和饥荒时期，人们很难将斑疹伤寒和痢疾或饥饿本身造成的死亡区分开来，因为三者常常同时发生。18 世纪和 19 世纪的两次爱尔兰大饥荒就是最好的例子。

流行性斑疹伤寒是由普氏立克次体引起的。立克次体是导致落基山斑疹热、立克次体痘、非洲蜱咬热和澳大利亚蜱传斑疹伤寒等一系列疾病的菌群之一。它极其微小，属于细胞内革兰氏阴性细菌。普氏立克次体主要由寄生在衣服上的体虱传播，通过吸食斑疹伤寒患者的血液而感染。随后，带菌体虱在吸食另一个宿主时将立克次体排泄到皮肤表面，后者在将排泄物或体虱碾碎时，将细菌摩擦至叮咬的伤口，从而感染。头虱和阴虱并不会传播这种细菌。体虱可在拥挤且不卫生的环境中迅速传播，尤其是在寒冷潮湿的天气，人们要穿更多的衣物，使用更多的毛毯。

第一次斑疹伤寒疫情？

斑疹伤寒的历史起源不明，但历史学家认为其由来已久。有些人认为公元前 430 年的雅典瘟疫（伯罗奔尼撒战争期间暴发的第一次有记录可考的大流行病）就是斑疹伤寒，死亡人数估计在 7.5 万到 10 万人之间，约占雅典当时人口的 25%，但这个数字依然非常粗略。

古希腊历史学家修昔底德是雅典瘟疫中的幸存者，他后来曾对相关症状做出过生动描述。他说，起初，头部会"猛烈发热"，眼睛发炎，"喉咙或舌头等内部器官充血，并散发出一种不自然的臭味"，接着是咳嗽、打喷嚏，然后是腹泻、呕吐和剧烈痉挛。最后，患者会全身长满脓包和溃疡，口渴难耐。大多数人会在患病后第七或第八天死亡。不过，修昔底德的这番描述也涵盖了其他疾病，包括天花、伤寒、腺鼠疫，甚至是埃博拉出血热。

欧洲战场和监狱的常客

直到 15 世纪，大部分来自欧洲战场的记录才变得更加可靠。斑疹伤寒似乎是在 1489 年至 1490 年才开始在欧洲大陆出现，当时西班牙人刚从摩尔人手中夺回伊比利亚半岛（历时近八百年）。在格拉纳达战役中，西班牙军队因斑疹伤寒死亡数千士兵，随后疫情开始大面积暴发。在接下来的几个世纪里，包括奥斯曼战争、三十年战争、波罗的海战争和英国内战在内的一些著名军事战争均遭到过斑疹伤寒的袭击。据说，拿破仑在 1812 年从莫斯科撤退时，斑疹伤寒起到的作用并不亚于俄国的军队和俄国的冬季。

几百年来，斑疹伤寒也是英国监狱和法庭上的常客，许多因犯死在肮脏拥挤的监狱里（一个死刑司空见惯的时代），以至于据说被斑疹伤寒杀死的犯人比死于刽子手的还多。1577 年，一场疫情在牛津夏季巡回审判（后被称为"黑色巡回审判"）期间暴发，顷刻间夺去三百多人的生命，包括财税法庭首席法官罗伯特·贝尔爵士。1730 年，在英格兰西南部的大斋节巡回审判期间，高级治安官、法官、司法官和法庭传讯员均死于斑疹伤寒。

1737 年，英国伦敦老贝利刑事法庭被封闭，政府甚至修建了一条通往隔壁纽盖特监狱的专门通道。但此措施反而增加了感染风险。1750 年，一场斑疹伤寒疫情导致 60 人死亡，死者多为因犯，也包括伦敦市长和两名法官。调查人员表示，这场骇人听闻的事故起因是"监狱看守人员的严重疏忽"。由于空气不流通和气味被认为是元凶，法官们纷纷把草药和鲜花带上法庭以掩盖臭味。这一做法如今还演变成一种纪念性的仪式。

爱尔兰热

在 18 世纪和 19 世纪，爱尔兰曾多次遭遇斑疹伤寒疫情，原因均与马铃薯歉收有关。马铃薯是爱尔兰贫困阶层的主食。1847 年，爱尔兰大饥荒暴发，许多生病和挨饿的爱尔兰移民逃往利物浦，以至于这座城市的医院床位供不应求，斑疹伤寒患者只得被安置在码头仓库的临时"发热病房"接受护理。一段时间里，利物浦城内共有约 6 万患者，其中绝大多数是爱尔兰人，因此斑疹伤寒也被称为"爱尔兰热"。一些当地人声称，爱尔兰人是"罪有应得"，这是他们酗酒和放荡生活的报应。

在加拿大，情况也是如此。1847 年的斑疹伤寒疫情夺去了超过 2 万人的生命，其中主要是爱尔兰移民，他们应该是在一艘破旧的棺材船上感染了这种疾病。所谓棺材船，即是船舱拥挤不堪且不适宜海上航行的船只。

"新世界"疫情

斑疹伤寒是否是在哥伦布到达美洲之前出现的，目前还不得而知，但其似乎是在 16 世纪下半叶的某个时候穿越大西洋，变成足以与当地一种名为"科科利兹特利流行病"比肩的"竞争者"，而后者曾在墨西哥高原夺去 200 万人的生命。15 世纪至 16 世纪的西班牙殖民者曾在南美洲遭遇一种名为"莫多罗"的疾病，一些历史学家认为其应该就是斑疹伤寒。不过，1629 年一种在美国新英格兰屠杀殖民者和当地人的疾病已被确认为斑疹伤寒，并在接下来的两百年里稳步向东方传播。

控制斑疹伤寒的传播

各国海军也曾遭到这种疾病的重创。但 18 世纪的英国医生詹姆斯·林德（以利用酸橙汁预防坏血症而闻名）曾要求水手们上船前必须先脱掉旧衣服，并洗澡、刮胡子，再换上干净的新衣服，这在很大程度上确保了英国军舰远离携带斑疹伤寒的体虱。

1910 年，巴斯德研究所（突尼斯）的法国微生物学家夏尔·尼科勒解释了体虱在传播斑疹伤寒中的作用，从而取得突破性进展。第一次世界大战期间，西线作战国家纷纷引入灭虱措施，因而从未发生过疫情。然而，东线情况却不容乐观。塞尔维亚战争的头六个月里有 15 万人死于斑疹伤寒；俄国也在十月革命后的几年里遭到疫情的沉重打击。1918 年至 1922 年，苏联和东欧国家共计出现 3,000 万例病例，估计约 300 万人死亡。苏联最高领导人列宁曾指出："要么是社会主义打败虱子，要么是虱子打败社会主义。"

1939 年，英国政府开始逐一筛查报名参加第二次世界大战的爱尔兰士兵。凡是身上有虱子的人都要被剃光体毛，并全身赤裸地站在浴室里，让身穿橡胶围裙和橡胶长靴

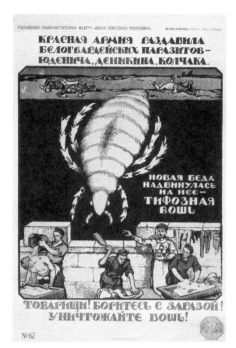

的服务人员用消毒剂水管冲洗身体。当时的首席医疗官表示，这些士兵的"羞愧、恐惧和愤怒"显而易见。但其虽然粗暴，却非常合理。1943 年，从北非返回的意大利军队将斑疹伤寒带到了那不勒斯。在那里，它先是击倒战俘，然后又传播给平民。第二年，纳粹发现藏在荷兰阿姆斯特丹的 14 岁女孩安妮·弗兰克及其家人，安妮和姐姐玛戈特后来被送到贝尔根－贝尔森集中营，四个月后均死于斑疹伤寒。

二战期间，强效杀虫剂 DDT 被用于灭虱，并被誉为神奇的药剂。人们有时甚至会把这种药直接喷洒在身上。DDT 确实可以预防斑疹伤寒，但不幸的是其对更广泛的物种同样具有毒性，包括人类自己。今天，除了在非洲部分地区用于控疟的极其有限的用途之外，DDT 已在全世界范围内被禁用。只有在疟疾疫情区，DDT 才被认为利大于弊。

白军战败后，一种新的"白色威胁"以斑疹伤寒虱子的形式出现，苏联海报，1921 年

近期疫情

2006 年，美国宾夕法尼亚州一名野外营地的工作人员经诊断患上所谓森林型流行性斑疹伤寒，其病因与虱传流行性斑疹伤寒相同，但与鼯鼠密切接触有关。在过去两年里，曾有三名员工被发现患有这种疾病，他们睡在同一间小木屋，且都在床边的墙上看到（或听到）过鼯鼠。在此之前，从首次发现这种疾病的 1976 年到 2002 年，美国只有 41 例病例。在对鼯鼠进行实验检测后发现，71% 的鼯鼠会感染普氏立克次体。寄生在鼯鼠身上的带菌跳蚤和虱子很可能是鼯鼠将细菌传染给人类的原因，但其具体传播方式目前还不清楚。

时至今日，流行性斑疹伤寒在全球范围内已相对罕见，但在中非和东非、中美洲和南美洲以及亚洲的高原和寒冷地区仍然存在。近期暴发的大多数疫情发生在布隆迪、埃塞俄比亚和卢旺达。1995 年，这种疾病在布隆迪蛰伏几年之后，再次在恩戈齐监狱暴发，并于两年后复发。在那里，76 万布隆迪平民正因内战流离失所，生活在条件恶劣的难民营中。

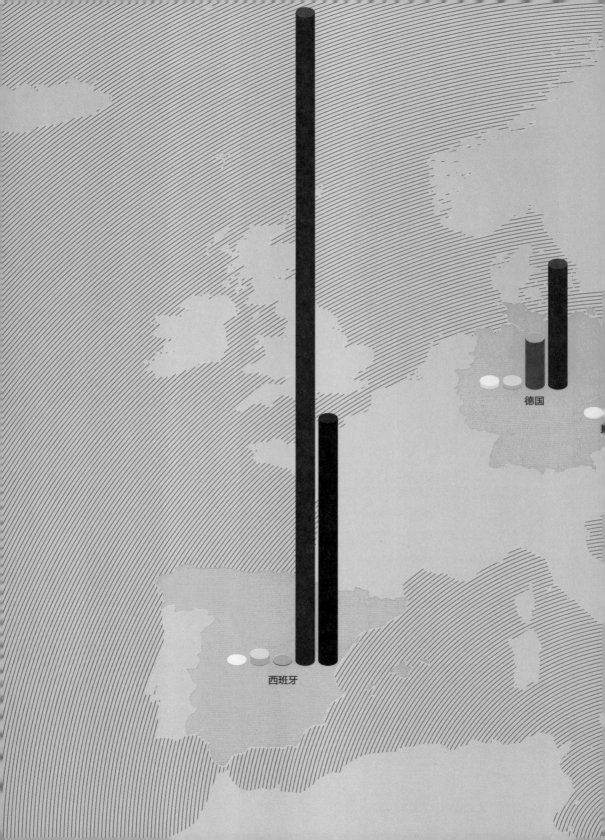

德国

西班牙

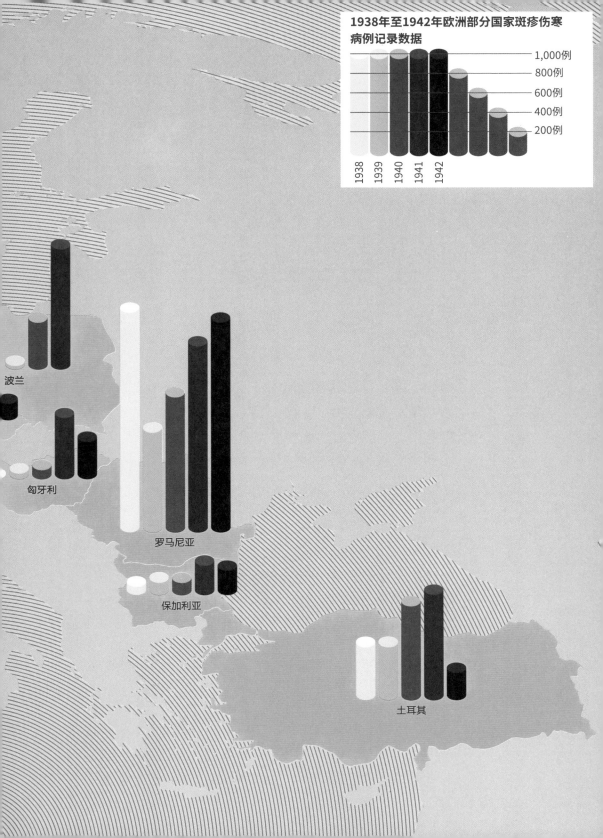

1938年至1942年欧洲部分国家斑疹伤寒病例记录数据

1,000例
800例
600例
400例
200例

1938
1939
1940
1941
1942

波兰

匈牙利

罗马尼亚

保加利亚

土耳其

黄热病

病原体	黄病毒属病毒
传播途径	带病原体的蚊子
症状	发热、头痛、黄疸、肌痛、恶心、呕吐、乏力
流行分布	流行于非洲的热带和亚热带地区及南美洲。
发病率与死亡率	不详。据估计，2013 年重症病例为 8.4 万～17 万例，死亡 2.9 万～6 万人，但此数据被认为大大低于实际数量。
预防手段	疫苗
治疗手段	无特效治疗方法，药物治疗适于缓解症状。
全球预防战略	目标是到 2026 年消灭黄热病，采取措施包括为高危人群提供价格合理的疫苗，并迅速遏制疫情。

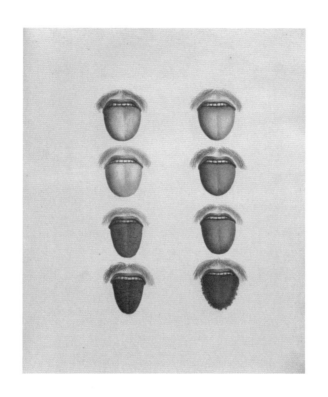

黄热病患者舌头的不同阶段，1820 年

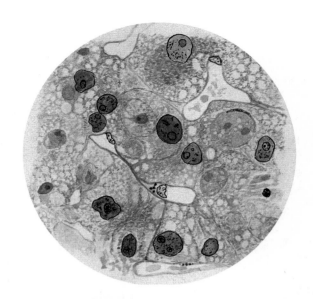

黄热病患者肝脏剖面图，约 1920 年，水彩画

在美国华盛顿国家大教堂的战争纪念堂，其中一扇彩色玻璃窗上的艺术绘画主角并不是圣人，而是一个手拿注射器和蚊子的年轻人。如今，杰西·拉齐尔博士的名字已鲜为人知，但如此罕见的纪念方式正是为悼念他为医学科学所做出的巨大牺牲。

1900 年，34 岁的拉齐尔是一名驻扎在古巴哈瓦那的美国军医，也是当时新成立的黄热病研究委员会的成员，主要负责调查这种疾病的起因。1898 年美西战争期间，黄热病已在古巴夺走数千名美国士兵的生命，即将近 3,000 人死亡，而死于战伤的人数则不到 300 人。于是，找到控制这种疾病的方法成为美国军方的首要议程。

1881 年，古巴医生卡洛斯·芬莱曾提出黄热病经由蚊子传播。这种观点后来受到一些人的质疑，但到了 1899 年，科学家们发现疟疾的确是经由蚊子传播，芬莱的理论才开始受到重视。

美国陆军细菌学家、黄热病研究委员会主席沃尔特·里德已证明一种理论的错误性：即受感染的饮用水会传播黄热病。但他同时发现，患病的士兵往往习惯在夜间沿一条小路穿过蚊虫滋生的沼泽林地，而那些避开该地区的人则不会患病。于是，拉齐尔和同事詹姆斯·卡罗尔决定测试芬莱的理论。据说，当时里德正远在华盛顿。在这场实验中，两个人任由被感染的蚊子叮咬自己。拉齐尔在给妻子的信中写道："我认为我找到了真正的病原。"17 天后，拉齐尔去世，卡罗尔病情严重，但最终活了下来。

里德随即建立"拉齐尔营地"，在偏远的小木屋里征用更多的人类志愿者进行对比实验。他非常小心地确保受试者知悉自己接受的实验内容（这在当时绝不是例行公事），并由此诞生了最早的知情同意书。最后，其研究结果表明，黄热病是通过被感染的蚊子叮咬实现人传人，且蚊子是病毒的唯一携带者。（一些科学家认为，这种疾病也可以通过直接接触体液实现人传人。）

基于这些发现，美国政府开始在军队内施行严格的灭蚊计划：喷洒杀虫剂及在建筑物外层和下水道排水口安装屏障。结果，黄热病被彻底消灭，先是在哈瓦那，接着是巴拿马，当时的巴拿马运河建筑工人正深受疟疾和黄热病之苦。

从非洲雨林到"新世界"

人们对黄热病的起源知之甚少，但普遍认为致病病毒来自非洲中部的热带雨林。研究人员认为，经过几代人的进化，非洲人体内已经产生一定的抵抗力，这导致这种病毒只会以一种轻微的儿童疾病的形式出现。然而，当欧洲的奴隶贩子在16—17世纪抵达非洲时，他们并没有这种抵抗力，因此这种疾病对他们来说极具毁灭性。

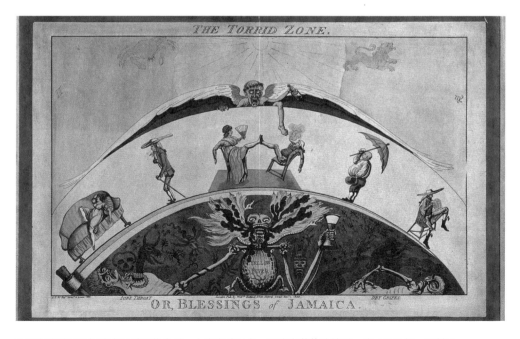

从宇宙俯瞰牙买加冰火两重天的生活，上方为殖民者，下方为黄热病地狱，约 1800 年，讽刺画

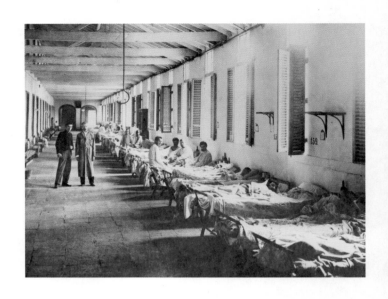

古巴哈瓦那某黄热病医院
男子病房，约 1899 年

后来，西班牙征服者和非洲奴隶把黄热病带到了美洲。首次有记录可考的疫情发生在 1647 年的巴巴多斯，次年，疫情在古巴和墨西哥东南部的尤卡坦半岛暴发。1741 年，在一场名为"詹金斯之耳"的战争中，围困哥伦比亚海岸卡塔赫纳的英国海军因遭遇以黄热病为首的多种传染病而损失大量兵力，具体死伤人数虽无法确认，但少则约 1.2 万人患病，8,000 人死亡；多则约 2.7 万人患病，2 万人死亡。

到 18 世纪末，这种疾病已成为美洲东海岸从波士顿到巴西里约热内卢的地方病。据估计，1793 年，美国费城约有 10% 的居民死于黄热病，超过三分之一的人口逃离。新奥尔良也曾遭受多次疫情袭击，1853 年的一场疫情夺走了将近 9,000 人的生命，而在 1878 年和 1879 年的毁灭性疫情之后，孟菲斯几乎成了不宜居住的空城。当时，这种疾病也被称为"黄旗病"，部分原因是黄疸可导致人体皮肤泛黄，还有就是当载有黄热病人的船只进入港口时，船上须悬挂黄色旗以示警告。

欧洲西海岸的诸多港口也先后遭到袭击，如里斯本、圣纳泽尔和斯旺西。在 1865 年的斯旺西疫情中，蚊子被认为是在一种异常炎热的天气条件下从古巴乘船抵达。在接下来的 25 天里，至少 27 人被感染，15 人死亡。

黄热病通常因其可怕的症状和高死亡率而引起人们的恐慌。1897 年，美国孟菲斯的一位男士曾描述一个小女孩的可怕死状，这个小女孩很可能是他的侄女。他在开头写道："露西尔在周二晚上 10 点去世，她遭受了我不希望看到的痛苦……可怜的她一直在尖叫，声音隔着半个广场都能听到。"这种疾病的其中一个特点是过多的胃酸可使患者

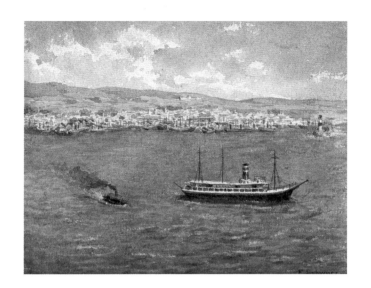

一艘船停泊在距离港口有一段距离的海面上，船上升起黄色旗，表明船上有人感染黄热病

胃里的容物变黑，呕吐物看起来很像咖啡渣。于是，西班牙语的"黄热病"也有"黑色呕吐物"的意思。此外，黄热病还被称为"陌生人的疾病"，因为新来的人口总会引起疫情的暴发。

在了解黄热病的传播方式之前，人们普遍认为它是由瘴气（污物散发的恶臭）和湿热的天气造成的。在费城疫情暴发时，人们把一堆腐烂的咖啡豆当作罪魁祸首。但并不是所有人都对此信服。19世纪新奥尔良的一位医生就曾有过这样的疑问："处处都是热气和湿气，大街上到处都是死狗、死猫和死鸡，还有许多吃不饱饭的医生，但黄旗病并没有来。"

不同的栖息地，不同种类的传播者

黄热病病毒主要由生活在不同栖息地的三种蚊子传播：人类住所周围繁殖的家养蚊子，丛林中繁殖的野生蚊子，以及同时在两种环境中繁殖的半家养蚊子。蚊子一旦感染病毒，就会成为终生宿主。这种疾病有三种类型的传播周期，首先是森林型或丛林型黄热病，多发生在热带雨林，主要宿主或自然宿主是猴子。野生蚊子叮咬被感染的猴子后，通过叮咬将病毒传染给其他猴子。而在雨林中工作或旅行的人类偶尔也会被叮咬并生病。

对于中间型黄热病，同时在丛林和人类住所周围繁殖的半家养蚊子会同时感染猴子和人类。人类与被感染蚊子之间的更多接触会导致传播风险的增加，许多村庄可能会同时发生疫情。这也是非洲最常见的疫情类型。

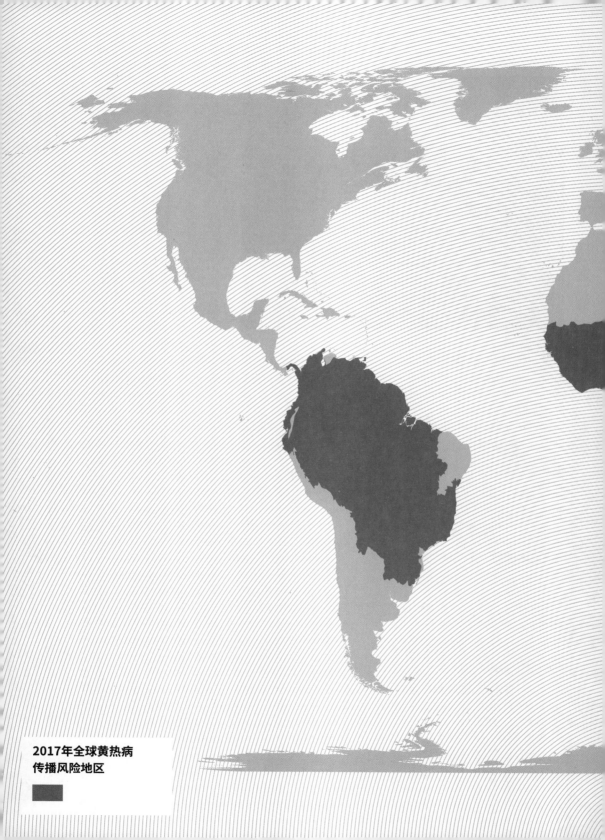

2017年全球黄热病
传播风险地区

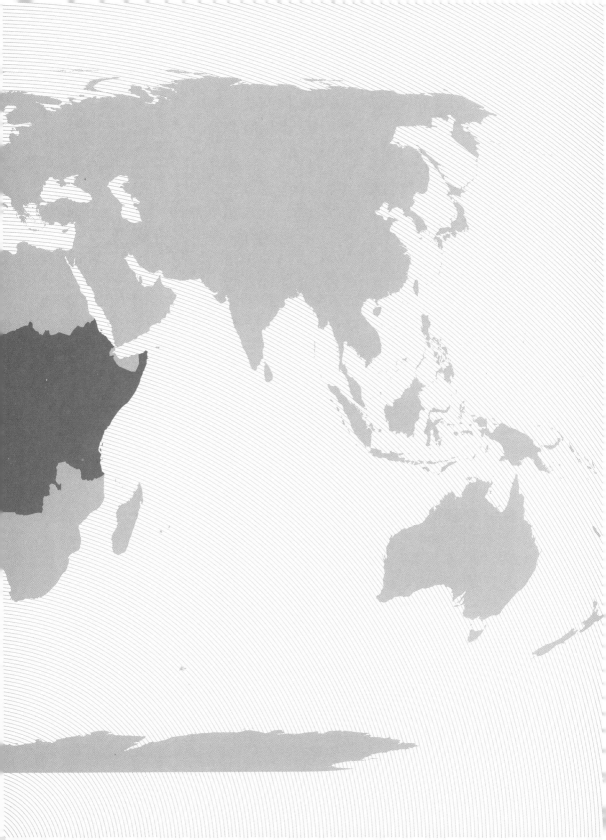

第三种方式是通过家养蚊子传播，其也是造成大规模疫情暴发的"元凶"。当感染者将病毒引入蚊子密度高、人口密集且大多数人口几乎或完全没有免疫力的地区时，就会暴发严重的黄热病疫情。在这种情况下，被感染的蚊子会在人与人之间传播病毒。

21 世纪的黄热病

时至今日，黄热病仍然在非洲和中南美洲热带地区流行：2013 年，估计有 8.4万～17 万例重症病例，2.9 万～6 万人死亡。没有人知道世界上到底有多少人感染这种疾病，但普遍认为实际数据总会大大高于报告数据，真正的病例数很可能是官方数字的10～250 倍。

不过，人类在控制疾病方面已取得重大进展。2006 年，世界卫生组织发起一项倡议，以确保安全、有效且廉价的疫苗能够在世界各地被推广。

黄热病的疫苗开发是一项漫长而复杂的工作，也将当时的科学知识推向了极限。从20 世纪 30 年代开始，全球共有两种黄热病疫苗可供使用，一种用于大多数西方国家（由美国洛克菲勒基金会制作），另一种用于法国和法属非洲殖民地（由英国和法国巴斯德研究所制作）。但自 1982 年以来，只有一种代号 17D 的疫苗一直在被使用。

截至 2016 年，非洲西部已有超过 1.05 亿人接种黄热病疫苗，2015 年该地区无疫情报告。然而，在 2017 年下半年，巴西共计报告 35 例新发病例，其中 20 人死亡，同时仍有 145 例疑似病例处在医学观察中。

通过严格的控制规划，埃及伊蚊这种携带城市型黄热病毒的蚊子一度在中南美洲的大部分地区消失。20 世纪 40 年代，第一代现代合成杀虫剂 DDT 问世，并被证明对控制这种蚊子非常有效。据泛美卫生组织数据显示，埃及伊蚊已在美洲的 22 个国家被根除。然而，进入 60 年代后，人们开始关注 DDT 对环境造成的损害以及对人类健康构成的威胁。2004 年，《关于持久性有机污染物的斯德哥尔摩公约》生效，这是一项全面禁止 DDT 的全球性条约，但在用于控疟传播的非洲部分地区除外。

目前，埃及伊蚊又重新出现在城市地区，解决方法包括针对蚊子滋生地使用杀虫剂，如蓄水容器和积水地区。然而，此种控制规划并不是对付丛林野生蚊子的实用方法。

世界卫生组织表示，及时发现疫情并在随后进行大规模疫苗接种至关重要，并建议所有高风险国家至少要有一个具备基本诊断测试能力的实验室；在未接种疫苗地区，只要有一例经实验室确诊病例，就应被视为疫情。偶尔，旅行者也会把黄热病带到一个没有黄热病流行史的国家，因此许多国家如今须在批准入境前提供疫苗接种证明。

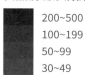

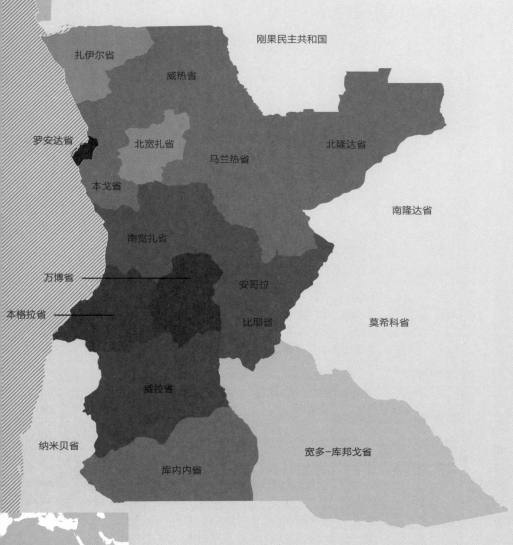

2015年12月至2016年6月安哥拉本土
黄热病确诊病例数据

- 200~500
- 100~199
- 50~99
- 30~49
- 15~29
- 5~14
- 2~4
- 1

刚果（布）

卡奔达省

扎伊尔省

威热省

刚果民主共和国

罗安达省

北宽扎省

马兰热省

北隆达省

本戈省

南隆达省

南宽扎省

万博省

安哥拉

莫希科省

本格拉省

比耶省

威拉省

赞比亚

纳米贝省

宽多-库邦戈省

库内内省

非洲

安哥拉

纳米比亚

博茨瓦纳

寨 卡

病原体	寨卡病毒
传播途径	主要通过被感染的蚊子叮咬，也通过性接触在人与人之间传播。
症状	发热、斑丘疹、结膜炎、肌痛、关节痛、乏力、头痛，该病毒可引发格林－巴利综合征，孕妇感染此神经疾病可导致胎儿小头畸形。
流行分布	非洲部分地区、亚洲、加勒比海沿岸、中南美洲、墨西哥和太平洋岛屿
预防手段	避免蚊虫叮咬和性传播，疫情期间使用杀虫剂。
治疗手段	无特效治疗方法，药物治疗适于缓解症状。
全球预防战略	对流行地区进行监控，以确保尽早发现病例和遏制疫情；摧毁蚊子滋生地，减少与蚊子的接触。

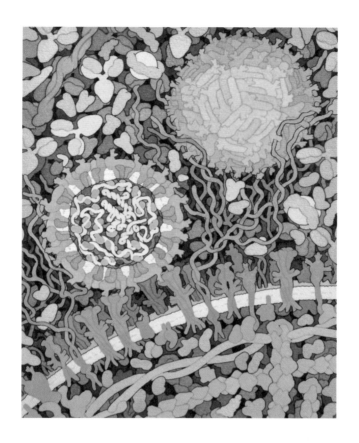

寨卡病毒剖面图

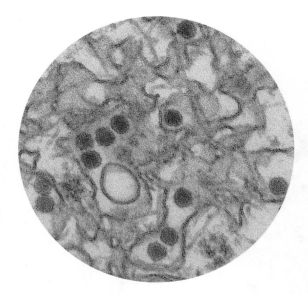

寨卡病毒粒子显微图像

　　玛娅拉·桑托斯·德奥利维拉在她 16 岁时生下了她的"特殊孩子"亚历亨德罗。玛娅拉怀孕时曾出现过发热、皮疹和肌肉疼痛等症状，但她并没有当回事。巴西的一位女权运动家表示，像玛娅拉这样长期以来一直患有登革热、基孔肯雅热、疟疾等热带疾病的女性，身边总有其他女性告诉她："我（怀孕时）也会感到一些疼痛，但和平常没什么不同。"

新毒株出现

　　2015 年，一种之前被认为是良性疾病的疫情在毫无预警的情况下演变成了一场全球性卫生紧急事件。早在 2007 年，看似沉寂六十年之久的寨卡病毒曾再次在西太平洋密克罗尼西亚的雅浦岛上暴发。然而，虽然估计岛上有 5,000 人感染（超七成人口），但并没有人入院，也没有人死亡。科学家们认为，这次疫情很可能表明已出现一种更易引发流行病的新毒株。20 世纪 70 年代，同样的情况发生在太平洋岛屿，当时登革热病毒（与寨卡病毒相关，并由同一种蚊子传播）重新开始大肆流行。

　　然而，这次的意外更令人担忧。2013 年至 2014 年，寨卡病毒再次暴发，这次在法属波利尼西亚群岛袭击了七座岛屿，感染约 3 万人。和以前一样，这次也没有人死亡，但这种疾病显然已经在太平洋地区站稳脚跟，公共卫生专家认为，人类已经不能再坐视不理。

在这次疫情暴发期间和之后，患者开始出现一些非同寻常的并发症，包括 42 例被称为格林－巴利综合征的严重神经紊乱病例（与前几年相比增长二十倍），其中 16 例必须接受重症监护。但该地区也同时发现了与格林－巴利综合征有关的登革热病毒，因此无法确定其是否与寨卡病毒有关。

寨卡病毒到达巴西

不过，当寨卡病毒在巴西暴发时，情况发生了重大变化。几乎可以肯定的是，这种病毒是由一名来自法属波利尼西亚的旅行者带进巴西的，因为这两个国家的病毒几乎相同。起初，流行病学家认为疫情原因是 2014 年 6 月和 7 月在巴西举办的世界杯足球赛导致大量客流涌入，但当时并没有来自寨卡疫情暴发的国家球队参赛。随后，人们将注意力转向 8 月在里约热内卢举办的世界短跑锦标赛，参赛选手来自法属波利尼西亚等四个寨卡病毒活跃的太平洋岛屿国家。

事实上，虽然巴西首例确诊病例出现在 2015 年 5 月，但后来的研究工作将病毒进入巴西的时间确定为 2013 年。有进一步研究表明，海地早在 2014 年 12 月就出现了寨卡病例，尽管疫情直到 2016 年才暴发。而法属波利尼西亚的病毒似乎是通过复活节庆祝活动进入美洲的。

传遍拉丁美洲

一旦在巴西站稳脚跟，寨卡病毒就迅速在全国蔓延，然后传至拉丁美洲和加勒比海沿岸。不到一年，这种病毒就在几乎所有埃及伊蚊泛滥的国家或地区大肆传播。埃及伊蚊是传播寨卡病毒、黄热病和登革热的主要蚊子类型，而导致蚊子数量激增的两个因素则是人群缺乏免疫力及蚊子的栖息习惯。

埃及伊蚊因通体黑色被称为"哥特式蟑螂"。世界卫生组织将其描述为"高度城市化"的蚊子，因其已适应城市化迅速蔓延的热带地区生活，在垃圾堆、露天水沟、堵塞的排水口、储水容器、轮胎倾倒场和拥挤的建筑物中"蓬勃生长"，条件是基础设施（清洁的自来水和下水道）建设跟不上人口增长速度。这些昆虫甚至可以在废弃的瓶盖或塑料包装中繁殖。

2015 年 7 月，巴西政府报告称，包括格林－巴利综合征在内的神经疾病病例在显著增加，主要发生在该国东北部，那里是寨卡病的早期暴发中心。随后这一模式又在其他经历过大规模疫情的国家重演，包括哥伦比亚、多米尼加共和国、萨尔瓦多和委内瑞拉。

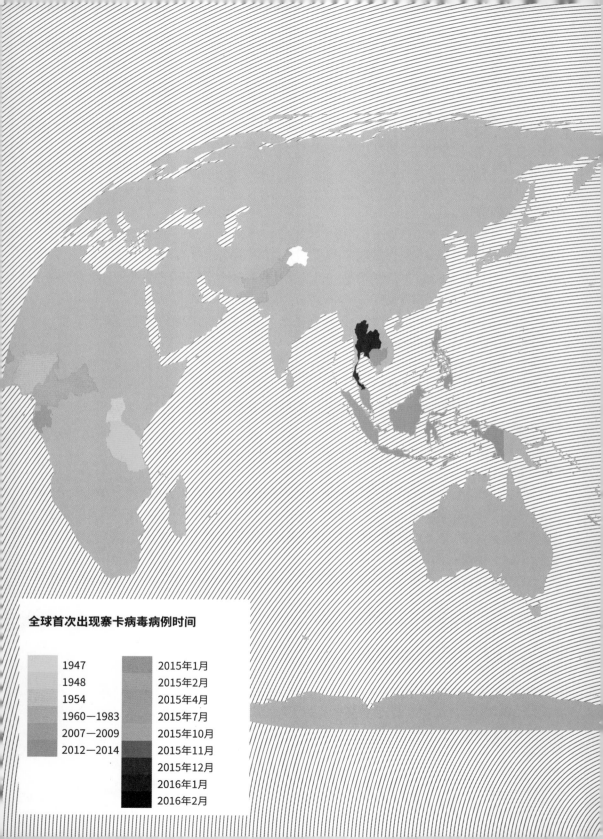

全球首次出现寨卡病毒病例时间

1947	2015年1月
1948	2015年2月
1954	2015年4月
1960—1983	2015年7月
2007—2009	2015年10月
2012—2014	2015年11月
	2015年12月
	2016年1月
	2016年2月

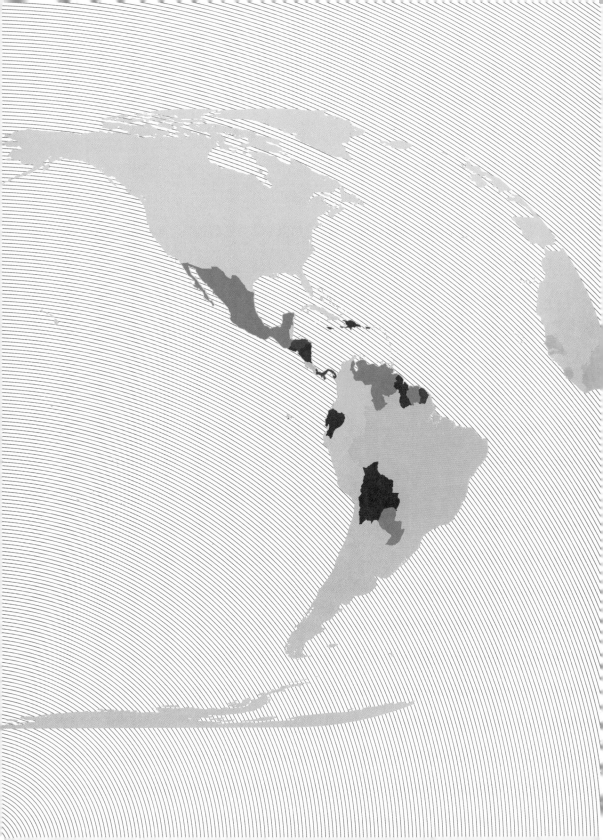

寨卡病毒与小头畸形

同年 10 月，来自巴西的一份报告让人们将注意力转向一个新的担忧：自 8 月以来，该国新生儿中共诊断出 54 例小头畸形症。小头症是指新生婴儿头围异常小，大脑功能发育不全，且有可能在未来出现严重学习障碍。这种情况很可能与孕妇感染寨卡病毒有关。这个消息震惊了科学界，并在世界范围内引起恐慌。专家们再次对法属波利尼西亚疫情进行研究，发现至少有 17 名婴儿患有各种严重的大脑畸形，包括在疫情暴发期间或之后出生的小头畸形症病例。

2016 年 1 月，当更多研究表明寨卡病毒与格林－巴利综合征之间存在令人信服的关联时，世界卫生组织迅速将疫情定义为"国际关注的公共卫生紧急事件"。同年 4 月，美国疾病控制和预防中心确定，孕期寨卡病毒感染与新生儿小头症之间存在联系。

世界卫生组织表示，美洲寨卡病毒的出现"震惊了还没有做好应对准备的世界，尤其是新生儿中出现了令人心碎的神经系统病变"。由于没有疫苗，育龄妇女除了被建议避免被蚊虫叮咬、推迟怀孕和禁止前往病毒传播活跃的地区之外，世界卫生组织并没有任何援助能够提供给她们。

接下来是医疗费用。在巴西，许多生下患有先天性寨卡综合征（小头症）和其他一系列残疾婴儿的妇女都很年轻，也很贫穷。在一个富裕国家，照顾一个小头症婴儿的费用估计高达 1,000 万美元。世界卫生组织警告说，在贫穷国家，护理负担将主要落在母亲身上，她们可能不得不放弃工作，同时发现也很难从卫生和社会福利机构获得援助。

自满导致疫情暴发

与黄热病和疟疾不同，寨卡病毒的传播媒介不仅仅是蚊子。在巴西疫情暴发前，人们已经知道这种病毒也可通过性接触传播；事实证明，这种传播方式要比之前人们所认知的更为常见。

世界卫生组织表示，寨卡病毒对疫区国家存在特别影响，原因是贫困人口比例很高。在疾病传播方面，它们很少会提供普遍的性健康和计划生育服务。最近的一项研究表明，拉丁美洲和加勒比海国家的非自愿早孕比例（56%）为世界最高。意外怀孕的高比例部分与宗教信仰有关。2016 年 2 月，教皇方济各提出可利用避孕措施来防止寨卡病毒的传播，从而引发争议。避免怀孕并非"绝对的邪恶"，教皇说道。

在发展中国家的热带城市，许多人还买不起空调、纱窗，甚至驱虫剂。由于没有自来水，且卫生条件较差，他们被迫将水储存在容器内，这为蚊子提供了理想的繁殖条件。

世界卫生组织将寨卡病毒增加的部分原因归咎于 20 世纪四五十年代蚊虫控制取得

巨大进展后出现的自满情绪，并声称随着黄热病明显被征服，用于控制蚊虫的行动资金陷入"干涸"。该组织的职责也从作为第一道防线的预防转变为幕后监测，以发现疫情早期迹象并采取紧急应对措施。

然而，这种权宜之计的弱点却在以下几个方面暴露无遗：登革热的强势回归，基孔肯雅热（全身发热症状）的最近出现并对健康构成巨大威胁，埃博拉病毒的延迟发现并随后在西非呈指数蔓延，以及非洲城市型黄热病的卷土重来。世界卫生组织表示："寨卡病毒似乎注定让这些弱点变得更加清晰。"

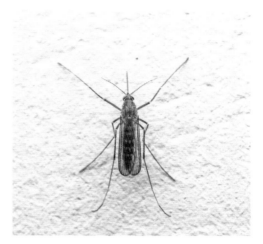

寨卡病毒通常通过受感染的蚊子叮咬传播

还有很多需要学习

尽管人们在巴西疫情（2018 年再次暴发）之后做了大量研究，但对寨卡病毒的了解仍然少之又少。据了解，其在非洲和亚洲部分地区已经存在几十年，但如果有的话，其又赋予了不同人群何种程度的免疫力呢？

在非洲，这种传播模式被称为"森林传播周期"，包括以猴血为食的丛林蚊子。这可能意味着历史上的人类病例数量很少，尽管可能是被遗漏掉了，但也可能是因为绝大多数寨卡病毒感染并没有症状，即使出现症状也很轻微，与其他几十种常见的热带病毒感染类似。

针对寨卡病毒的紧急研究正在进行之中，重点还在于一些比较复杂的问题，如病毒的不同血统、人群的免疫水平及病毒未来可能的传播路径。在疾病预防方面，科学家们正在研究一种名为沃尔巴克氏菌的细菌，这种细菌在世界各地的昆虫体内都能自然发现。沃尔巴克氏菌可保护果蝇免受病毒的侵害，所以或许也能保护埃及伊蚊不受导致人类疾病的病毒侵害。就在几年前，人们还认为寨卡病毒对人类基本无害，不值得花太多时间去研究，而现在的情况已经与那时大不相同。

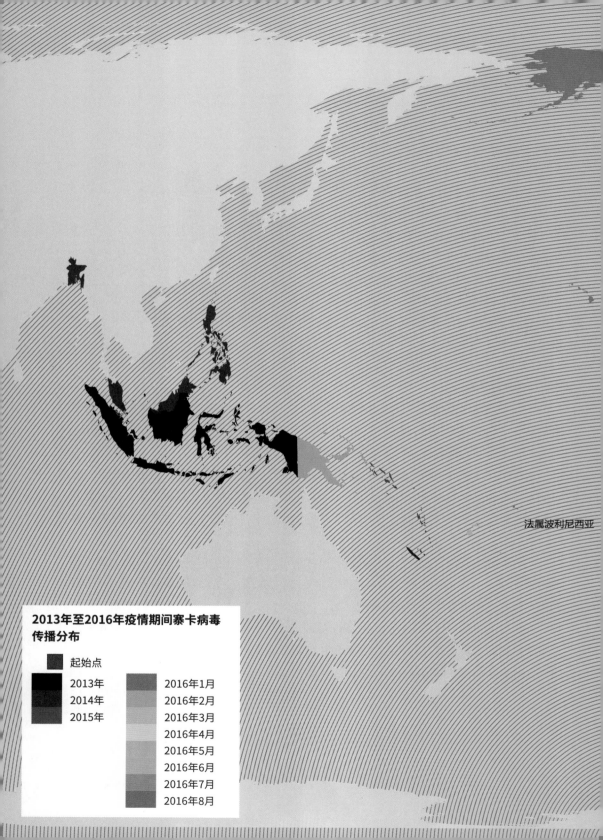

法属波利尼西亚

**2013年至2016年疫情期间寨卡病毒
传播分布**

起始点

2013年　　2016年1月
2014年　　2016年2月
2015年　　2016年3月
　　　　　2016年4月
　　　　　2016年5月
　　　　　2016年6月
　　　　　2016年7月
　　　　　2016年8月

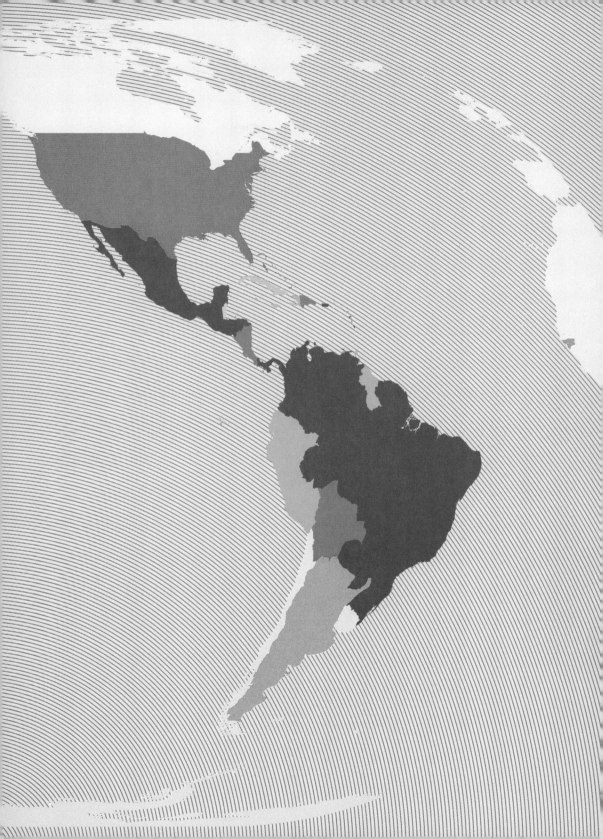

4

人传人

脊髓灰质炎

病原体	三种野生脊髓灰质炎病毒，Ⅱ型现已被消灭。[1]
传播途径	经口粪人传人
症状	通常无症状，但重症表现包括颈部和背部强直、脑神经元损伤、吞咽和呼吸困难，偶见瘫痪，亦称"小儿麻痹症"。
发病率与死亡率	2017 年报告 22 例。
流行分布	目前只流行于尼日利亚、巴基斯坦和阿富汗。
预防手段	疫苗
治疗手段	无特效治疗手段，但一系列药物适于缓解症状。
全球预防战略	儿童群体大规模接种疫苗。2017 年，世界卫生组织相信彻底消灭脊髓灰质炎已指日可待。

---

[1] 2019 年 10 月，世界卫生组织宣布Ⅲ型也已被消灭。——译注

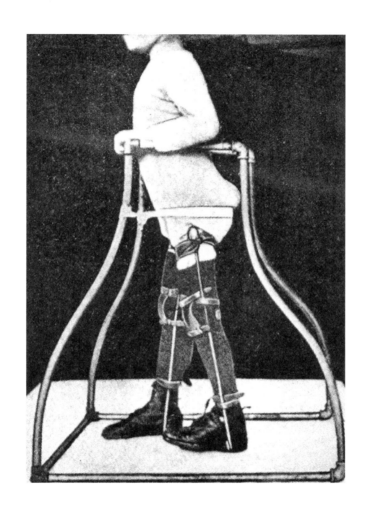

利用助行架治疗脊髓灰质炎，
选自 R. W. 洛维特《小儿麻痹症的治疗》，1917 年

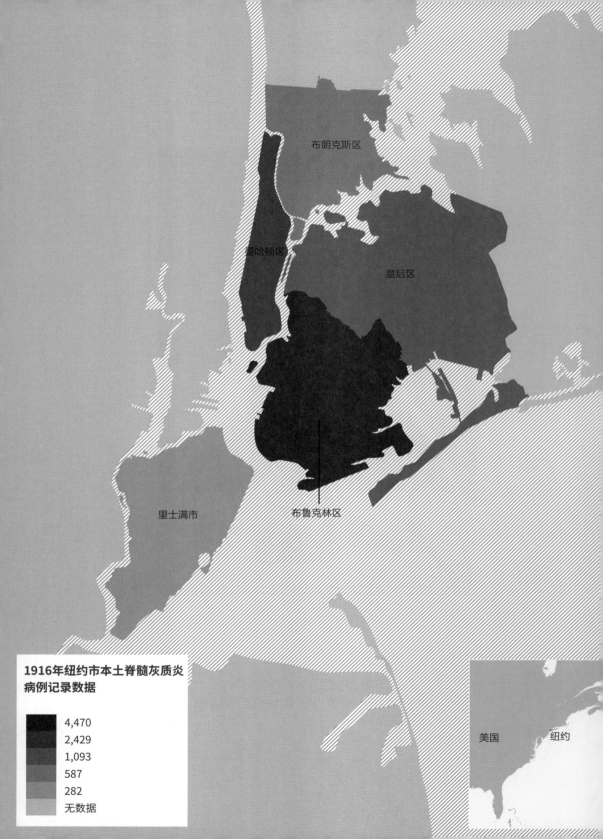

布朗克斯区

皇后区

曼哈顿区

里士满市

布鲁克林区

**1916年纽约市本土脊髓灰质炎
病例记录数据**

4,470
2,429
1,093
587
282
无数据

美国　　　纽约

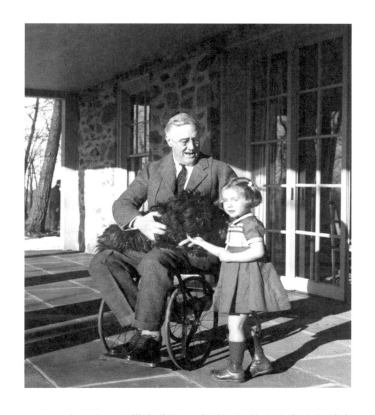

美国总统罗斯福和护工的孙女在一起，他于 1921 年被诊断出患有脊髓灰质炎，1941 年

1916 年 6 月 17 日，纽约布鲁克林区政府宣布，一种偶发性疫情再次暴发。这种疾病通常只会影响一小片区域内的少数人。尽管这一次的结果大不相同。

逃离纽约疫情

此次脊髓灰质炎疫情蔓延得迅速而广泛，首先传遍纽约城，然后传至周围地区，最终传遍整个美国。在纽约，恐慌在蔓延，成千上万的人逃离这座城市，电影院关闭，公众集会取消，公园、游泳池和海滩空无一人。新发病例的姓名和地址每天都会被公布在媒体上，他们的房子也被贴上标语，家人也被隔离。

特拉华河沿岸的火车站和渡船码头已部署巡视员，将所有试图进入宾夕法尼亚州但无健康证明的 16 岁以下儿童拒之门外。《纽约时报》曾这样描述这种令人痛苦的场景：

> 由于找不到医生，他（父亲）把孩子抱进汽车，开往史密斯诊所，但孩子在半路上就死了，医生也拒绝接收尸体……他带着儿子的遗体在史丹顿岛开了几个小时的车，寻找能接收尸体的人。

到疫情结束时，纽约已有超过 9,000 例病例，2,343 人死亡；全国已有 2.7 万病例，6,000 人死亡。大多数患者为五岁以下儿童。在接下来的四十年里，这种疾病暴发得越来越频繁，致死率也越来越高。在 20 世纪四五十年代的高峰期，脊髓灰质炎每年都会导致全球超过 50 万人瘫痪或死亡。

过往的区域性疫情

直到 19 世纪 80 年代，脊髓灰质炎仍是一种罕见疾病；但到了 20 世纪中叶，其开始在全球范围内流行。早期的简短报告曾描述过一些小规模且非常局部的疫情，包括 19 世纪 30 年代在南大西洋的圣海伦娜岛和英格兰的沃克索普。从 19 世纪 80 年代开始，欧洲开始出现其他小型地方性疫情报告，通常少于 30 例病例。然后在 20 世纪初，更大规模的疫情开始袭击挪威和瑞典，前者感染病例 900 例，后者 1,000 例。

脊髓灰质炎会引起脑膜（覆盖大脑和脊髓的膜结构）炎症，其攻击人类的历史估计已有数千年。公元前 1400 年的古埃及石版画上刻着一位年轻的牧师，他的一条腿明显较短，只能用脚趾来平衡身体左侧的重量。这种残疾就是脊髓灰质炎的典型表现。其他版画作品还展示了几个挂着拐杖走路的孩子，以及看似健康但四肢萎缩的成人。

公元 1 世纪罗马帝国皇帝克劳狄一世因跛行而闻名，他被认为可能就是脊髓灰质炎的受害者。18 世纪作家沃尔特·斯科特也是如此。1773 年，童年时期的斯科特患上"严重的出牙热，导致他的右腿失去了支撑力"。现代医生认为这可能就是脊髓灰质炎。

在斯科特时代，医生对脊髓灰质炎的具体症状一无所知，但却给它起了各种各样的名字：牙麻痹、小儿脊柱麻痹症、毛囊脊髓炎、前角脊髓炎、晨瘫。1840 年，德国整形外科医生雅各布·海涅首次将脊髓灰质炎确定为一种独立疾病，这是最具影响力的医学描述。1890 年，瑞典医生卡尔·奥斯卡·梅丁描述了脊髓灰质炎的流行病性质。此后一段时间内，脊髓灰质炎也被称为"海涅－梅丁病"。

病例激增

然而，在自然界悄然生存了数千年之后，脊髓灰质炎病毒为何会突然在 20 世纪上半叶突破界限，成为人类"杀手"？关于这个问题，人们基于一系列社会、环境、生物和人口因素提出过无数理论，包括病毒毒性增强和（或）引起感染的能力加强，以及人类营养结构的变化。不过，卫生条件及其与人类免疫的关系一直是研究人员关注的焦点。

具有讽刺意味的是，当美国和欧洲的卫生设施在 19 世纪战胜某些致命疾病的同时，脊髓灰质炎暴发的原因竟被归咎于良好的排水系统和清洁的饮用水。脊髓灰质炎病毒具有极高的传染性，主要通过被感染的粪便传播。有一种理论认为，通过从饮用水中去除

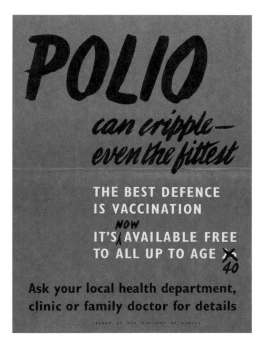

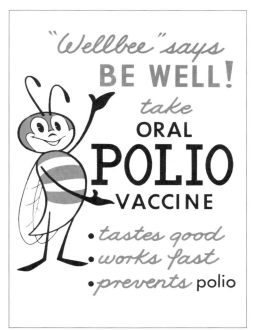

英国卫生部宣传脊髓灰质炎疫苗的海报，1940 年

美国公共卫生吉祥物"健康蜂"鼓励人们接种脊髓灰质炎疫苗，美国疾控中心海报，1963 年

粪便污染，导致新生儿早期接触病毒的机会更少，从而降低了人口免疫力。

　　脊髓灰质炎与许多其他传染病的主要区别在于大约 95% 的感染者没有任何症状。另一个不同点是，虽然不到 2% 的脊髓灰质炎患者会瘫痪，但康复的患者很可能留下永久性严重残疾。一旦麻痹影响到胸部和喉咙，患者就有窒息的危险。

脊髓灰质炎患者的福音

　　1928 年，美国马萨诸塞州哈佛大学的菲利普·德林克发明了一种可用于治疗呼吸麻痹的仪器，该仪器由一个密封的木箱和一个电动鼓风机组成。2017 年，得克萨斯州 70 岁的保罗·亚历山大通过电话和口衔塑料棒打字的方式，描述了其一生中大部分的时间都靠这台"铁肺"度过。他在六岁时感染脊髓灰质炎，虽然身有残疾，但还是带着他的"肺"考进法学院，取得律师资格证书。那时，人们还不清楚有多少患有呼吸麻痹的脊髓灰质炎幸存者须被困在他们的机器里，但据信他们的人数已经降至了少数。

　　1916 年的纽约疫情不仅催生了人工辅助呼吸机械的发展，也推动了医学科学和康复

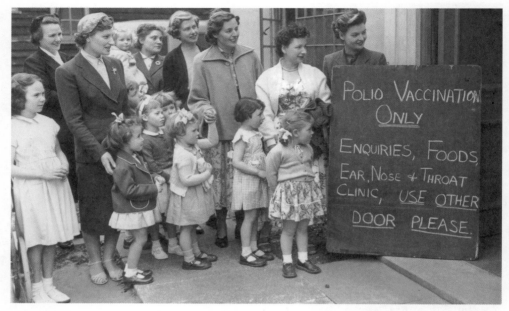

一群母亲带着孩子在英国密德萨斯一家诊所外等待接种第一针脊髓灰质炎疫苗，1956 年

理疗的巨大进步，甚至改变了人们的态度。人们立刻开始研发疫苗，并投入大笔资金支持这项研究。1955 年，第一种注射式疫苗问世；1959 年，美苏合作研制出了一种口服疫苗。1959 年至 1960 年，苏联和东欧国家开展了大规模口服疫苗人体实验，确保该地区大部分区域迅速消灭了脊髓灰质炎。

　　与此同时，许多因脊髓灰质炎致残的患者在出院后也要面临日常生活中的不便和歧视。他们为获得机会和平等而进行的抗争，推动了现代康复医疗的发展和残障权利运动的出现，"残障"不仅被视为医学术语，也被视为社会问题和公民权利问题。

　　1933 年至 1945 年担任美国总统的富兰克林·罗斯福在 1921 年被诊断出患有脊髓灰质炎。当时他 39 岁，无法行走，尽管一些专家现在仍对这一诊断存在质疑。为了对抗这种疾病，罗斯福创立了国家小儿麻痹症基金会，该组织如今被称为"美国出生缺陷基金会"，旨在抗击新生儿出生缺陷、早产及其他新生儿致死疾病。与此同时，工业设计师们也开始将注意力转向帮助残障人士更积极、更有意义地生活，通过特别设计的辅助设备和车辆，帮助他们更好地进入公共建筑，如大学、剧院和交通系统。

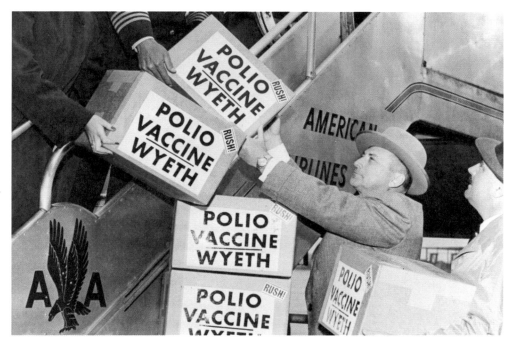

一个"杀手"的终结？

广泛的疫苗接种计划让脊髓灰质炎病例数量从 1974 年的约 5,000 万下降到 1994 年的 500 万以下。1988 年，世界卫生大会发起"全球根除脊髓灰质炎倡议"，旨在通过为每一个儿童接种疫苗来消灭这种疾病。1994 年，世界卫生组织宣布美洲根除脊髓灰质炎，随后是西太平洋地区（2000 年）、欧洲（2002 年）和东南亚地区（2014 年）。世界卫生组织宣称，这意味着如今世界 80% 的人口都生活在被认证为无脊髓灰质炎的地区，也就是说，今天能够正常行走的人口中，仍有超过 1,600 万人可能会瘫痪。

在饱受战争蹂躏的地区，作为行动的一部分，世界卫生组织还启动了所谓的"宁静日"计划，即在宁静日这一天，说服参战人员允许医疗队进入战区，为当地儿童接种疫苗。到 2017 年底，脊髓灰质炎仅在阿富汗、尼日利亚和巴基斯坦流行，偶尔蔓延至邻国，世界卫生组织认为，在世界范围内消灭这一疾病已近在眼前。

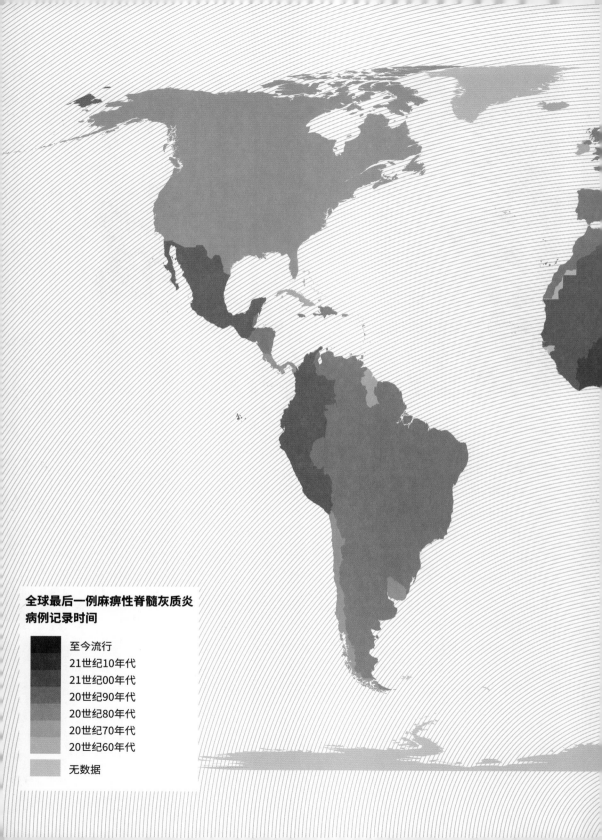

**全球最后一例麻痹性脊髓灰质炎
病例记录时间**

至今流行
21世纪10年代
21世纪00年代
20世纪90年代
20世纪80年代
20世纪70年代
20世纪60年代

无数据

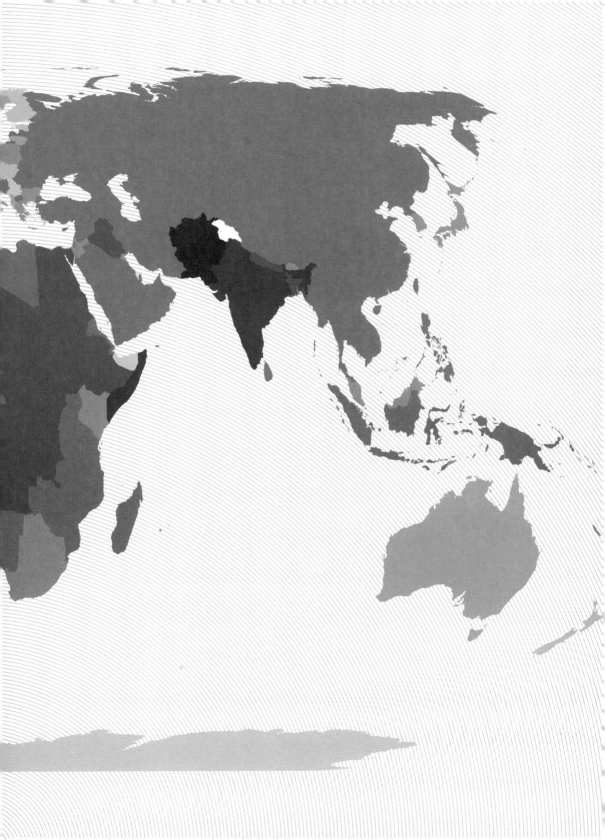

埃博拉

病原体	埃博拉病毒，目前已鉴定出五种。
传播途径	接触被感染动物或人类的血液及其他体液、密切接触被感染物体表面
症状	发热、严重头痛、肌痛、无力、乏力、腹泻、呕吐、腹痛、肝功能受损及全身多脏器出血
发病率与死亡率	2014 年至 2016 年共计 28,616 例，11,310 人死亡，平均死亡率约 50%。
流行分布	自 2014 年至 2016 年全球疫情以来，刚果民主共和国曾发生两次孤立疫情。
预防手段	在受感染地区，避免接触疑似患者体液、被污染的医疗设备和床上用品、蝙蝠和非人类灵长类动物及其血肉。
治疗手段	目前无被证实的特效治疗方法，仅可缓解不同症状、维持机体功能。
全球预防战略	快速控制疫情，对卫生工作者和普通民众进行健康教育。

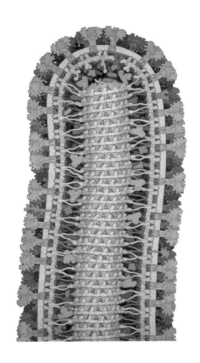

埃博拉病毒粒子剖面图

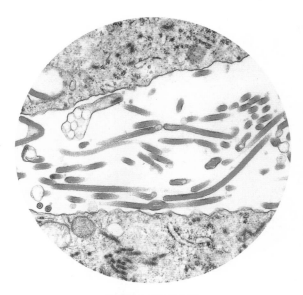

埃博拉病毒显微图像

　　首例官方记录的埃博拉病毒感染病例是一位名叫比埃塔的比利时修女。1976 年 9 月，比埃塔修女在金沙萨（今刚果民主共和国）的一家诊所去世，死前出现体内大出血等可怕症状。几天后，曾陪同比埃塔修女去看病的另一名修女也出现同样症状，她随即被送进同一家诊所，几天后去世。接下来则是一位一直照顾她的年轻护士感染去世。

一种未知的病毒

　　比埃塔修女弥留之际，其血液样本已被送至比利时安特卫普的一家实验室进行检测，因为她的情况完全让人摸不着头脑。医生诊断为"伴有出血表现的黄热病"，但其之前接种过最新的黄热病疫苗，出血症状也很少在黄热病中出现。

　　事实证明，金沙萨的这三名妇女并不是个例。在比埃塔修女所在的刚果河沿岸的赤道省，偏远的亚布库传教站的其他几名修女也死于同样的疾病，生前都曾接种过黄热病疫苗。

　　安特卫普的科学家们开始对血液样本进行研究，寻找对抗黄热病和其他几种流行病的抗体（机体对抗感染时产生），包括在西非部分地区相当常见的病毒——拉沙热，以及在亚洲、非洲、拉丁美洲和东欧最常见的细菌——伤寒。但化验结果均为阴性。

　　然而，当研究小组在电子显微镜下观察组织样本时，他们看到了一种蠕虫状结构，与大多数病毒相比形态更为巨大，且前所未见。这种结构与黄热病病毒毫无共同之处，但与另一种致命出血热（马尔堡出血热）有些相似。马尔堡出血热是非洲本土疾病，九年前在德国被发现，制药工人在处理从乌干达进口的猴子后患病。被猴子直接感染的25人中有7人死亡，另有6人在与患者接触后患病。到那时，神秘的"亚布库病毒"已经肆虐了整整三个星期，造成至少200人死亡。

世界卫生组织命令安特卫普科学家将样本送往英国的波顿唐国立实验室，并于六天后送到位于佐治亚州亚特兰大的美国疾控中心"世界出血热病毒参考实验室"。在比埃塔修女死亡三周后，美国疾控中心宣布发现了一种新的致命病毒，并以亚布库传教站附近的一条河流命名为"埃博拉病毒"。

从那以后，人们陆续又发现了五种埃博拉病毒毒株，其中四种可引起人类疾病：扎伊尔埃博拉病毒（亚布库传教站病毒毒株，且最致命）、苏丹埃博拉病毒、塔伊森林埃博拉病毒和本迪布焦埃博拉病毒。第五种为雷斯顿埃博拉病毒，其只会在猴子和猪等非灵长类动物中引发疾病，对人类没有影响。

探秘埃博拉病毒如何传播

在发现首例病例后，西方国家迅速召集流行病学家和病毒学家研究团队，全力了解这一可怕的新型传染病。他们的首要任务是发现其如何传播，也就是所谓的"皮鞋调查法"，即科学家们会研究这种疾病在地面上的痕迹，从而试图确定患者中的某些共同因素，这些因素将可能有助于弄清这种疾病的传播方式。当研究团队抵达亚布库时，已经有54人死亡，最终死亡人数为280人，死亡率为88%。

处于疫情暴发中心的教会井然有序，院子里井井有条，旁边是一座小教堂，周围是棕榈树和草坪。当研究团队到达时，有人大喊道："别再靠近了，否则你们会像我们一样死去！"幸存下来的修女躲在一个小旅馆里等待死亡，她们知道警戒线的意思：一根绳子围在房子周围，插上一块指示牌，指示游客摇铃并在树下

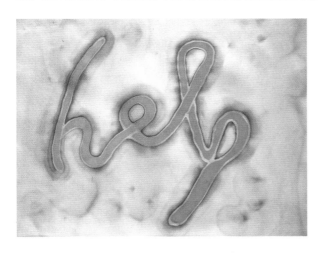

埃博拉病毒粒子的艺术呈现，被拼成了"help"

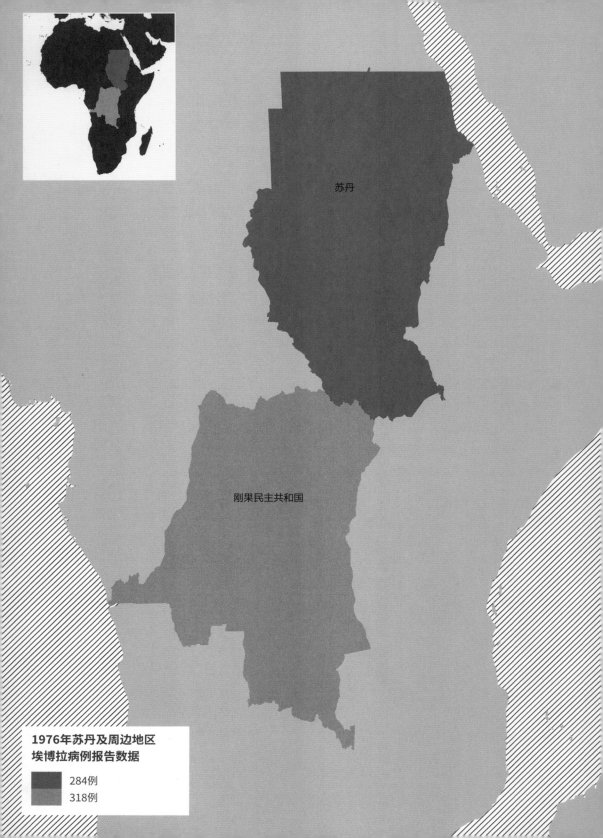

苏丹

刚果民主共和国

**1976年苏丹及周边地区
埃博拉病例报告数据**

284例
318例

留言。当时，17 名医院工作人员中已有 9 人死亡，还有来自住在传教区的 60 个家庭的 39 个人、4 名修女和 2 名牧师。

专家在询问当地居民之后（收集关于谁在何时以及在何种情况下死亡的数据），认为埃博拉病毒不太可能通过空气传播，这种传播似乎需要一些更亲密的接触。这是一个好消息，通过空气传播的疾病自然最具传染性，如麻疹或流感。

在接下来的几天里，疫情出现了两个关键性因素。首先，调查人员注意到病毒的传播似乎与葬礼有关。在一次次的埃博拉病毒死者葬礼之后，大约一周左右，哀悼者中就会出现一批新的病例。按照当地习俗，家属在清洗遗体时必须赤手，而且不能放过每一个毛孔。葬礼仪式本身一般持续数日，在此期间，大量人群聚集在一起，形成密切接触。

另外，早期患者几乎都是在教会医院产前诊所接受过维生素注射的孕妇。修女们每天早上会把玻璃注射器煮沸，但时间并不足够长，也不足以对器械实行彻底消毒。然后，她们一整天都会重复使用这些注射器，唯一区别只是在不同病人之间用无菌水快速冲洗一下。

所有这些都表明埃博拉病毒是通过体液传播的：血液、尿液、粪便、唾液、精液和阴道分泌物。事实证明，埃博拉病毒相对难以"捕捉"，只有那些参与照顾感染者或与感染者有亲密关系（尤其是性关系）的人才有被传染的风险。一旦了解埃博拉病毒的传播方式，预防就成为可能。然而，当地的卫生工作者在试图执行违反当地传统的预防措施，特别是有关葬礼的习俗时，却遭遇了当地人相当大的敌意。

不过，在 2014 年，当地人的这种做法受到了普遍质疑，因为根据当时可获得的数据，这种仪式与照顾处于埃博拉晚期的患者密不可分，而这很可能就是疾病的源头。

发现埃博拉病毒的科学家彼得·皮奥特教授认为，在医院不遵守基本卫生条件的情况下，感染很可能会引发疫情。他深信，这实际上是一种由贫穷和忽视卫生体系造成的疾病。"亚布库勇敢善良的修女姐妹们"已足以证明光做好事是不够的，如果没有医学技术能力和可靠的医学证据，做好事其实非常危险。"卫生、经济和社会发展等问题毫无疑问是交织在一起的。"他补充道。

全球恐慌

在刚果民主共和国工作的比埃塔修女是第一例官方记录的埃博拉病例，但在她去世前三个月，与刚果民主共和国北部接壤的小镇恩扎拉（今南苏丹）的工厂工人曾暴发过一次出血热。1976 年 6 月至 11 月，这家工厂共出现 284 例病例，151 人死亡。该疾病

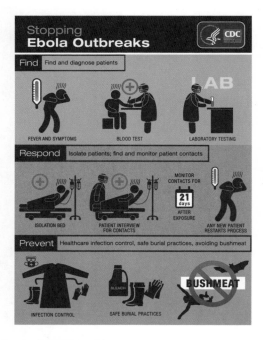

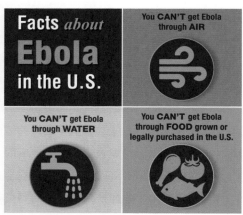

后来被确认为是埃博拉，尽管两者之间的联系尚不清楚，但人们认为恩扎拉小镇可能是刚果民主共和国疫情的源头。

自 1976 年以来，埃博拉常常在非洲暴发，特别是刚果民主共和国和乌干达。由于它经常发生在与世隔绝、人口稀少的地区，人们认为这种疾病在暴发时很可能并未及时上报。

从 1989 年到 1994 年，在包括美国和意大利在内的发达国家实验室内共发生四例雷斯顿埃博拉病毒毒株孤立病例。然而，这些事件均与研究猴子携带病毒的实验室有关。在其中两起事件中，人类并未被感染，只有猴子被感染；而在另外两起事件中，实验室的工作人员被检测出抗体，但没有任何疾病症状。

2014 年 3 月，情况发生重大变化。埃博拉疫情在西非暴发。它在那里完全不为人所知，先是几内亚，然后是利比里亚和塞拉利昂。在接下来的两年里，它继续走向全球，传播到马里、尼日利亚和塞内加尔，然后从非洲传播到意大利、西班牙、英国和美国。在那些国家，它所影响的也不再是实验室以外的人。

同年夏天，恐慌席卷所有发达国家。几个月以来，埃博拉占据各大新闻头条，并被比作中世纪的黑死病。2014 年至 2016 年，世界各地共有 28,616 人感染埃博拉病

如何阻止埃博拉疫情暴发以及病毒是如何传播的，美国疾控中心宣传画

毒，其中 11,310 人死亡。尽管西方世界充斥着恐怖情绪和头条新闻，但绝大多数病例发生在西非国家，而那里受疫情影响的地区遭到的则是毁灭性的长期影响。

2016 年，世界卫生组织宣布 2014 年埃博拉病毒疫情结束，至少就目前而言，埃博拉似乎不会再对西方世界构成威胁。然而，埃博拉于 2017 年夏天在刚果民主共和国的一个偏远地区再次暴发，造成 8 人感染，4 人死亡。尽管世界卫生组织宣布疫情结束，但像埃博拉这种毁灭性的流行病何时结束仍是一个备受争议的问题，因为随后的小规模暴发可能是大规模疫情的结束，也可能是新一轮疫情的开始。

"零号病人"

第一个感染埃博拉病毒的人（"零号病人"）到底是如何被感染的，这仍然是一个谜。虽然有人认为是与被感染的动物（果蝠、猴子或猿）直接接触造成的，这些动物被称为自然宿主，但并没有哪种动物被证明是引发这些疫情的导火索。当自然宿主携带这种病毒时，它们要么不会被感染，要么只是亚临床感染，换句话说，它们不会有任何症状，也不会被明显伤害。

在亚布库，"零号病人"被认为是一名男子，他在教会诊所接受了抗疟疾药物注射，后来出现埃博拉症状。虽已进行密切调查，但并没有发现刚果民主共和国疫情与苏丹疫情之间有明确联系。不过，人们的确可以在不超过四天的时间里在恩扎拉镇和亚布库之间往返，因此感染者很有可能是从恩扎拉镇前往亚布库，并将病毒转移到注射器的针头上，同时接受了门诊注射。

在 2014 年的西非疫情中，"零号病人"被认为是一个两岁男孩，2013 年 12 月在几内亚死亡，并将病毒传染给了母亲、姐姐（三岁）和奶奶，接着由参加奶奶葬礼的村民传播到其他村庄。目前尚不清楚这个男孩是如何感染上这种疾病的，但据信最有可能的途径是被动物咬伤。

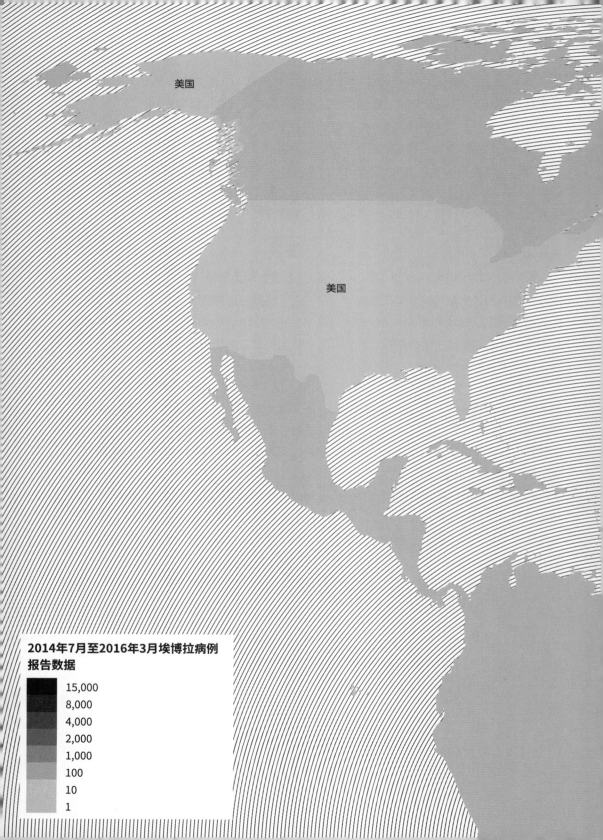

美国

美国

2014年7月至2016年3月埃博拉病例报告数据

15,000
8,000
4,000
2,000
1,000
100
10
1

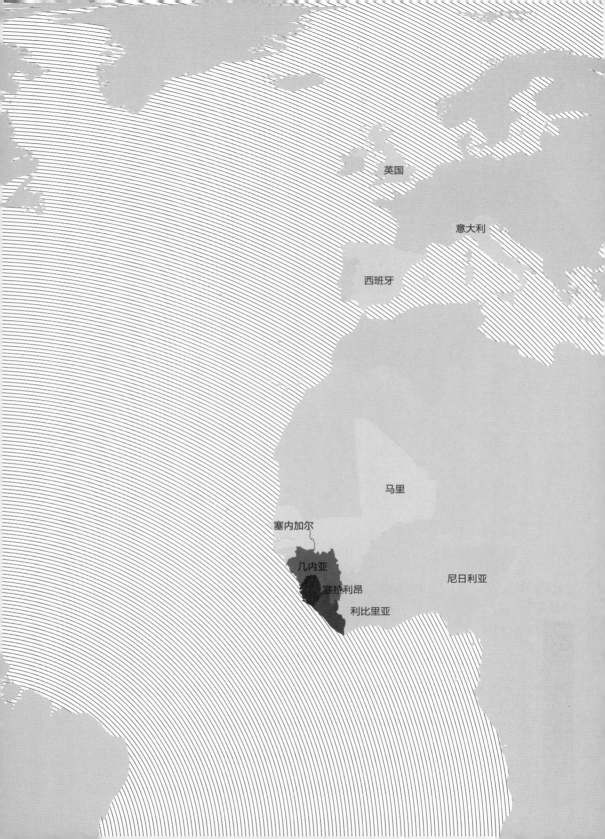

英国

意大利

西班牙

马里

塞内加尔

几内亚

塞拉利昂

利比里亚

尼日利亚

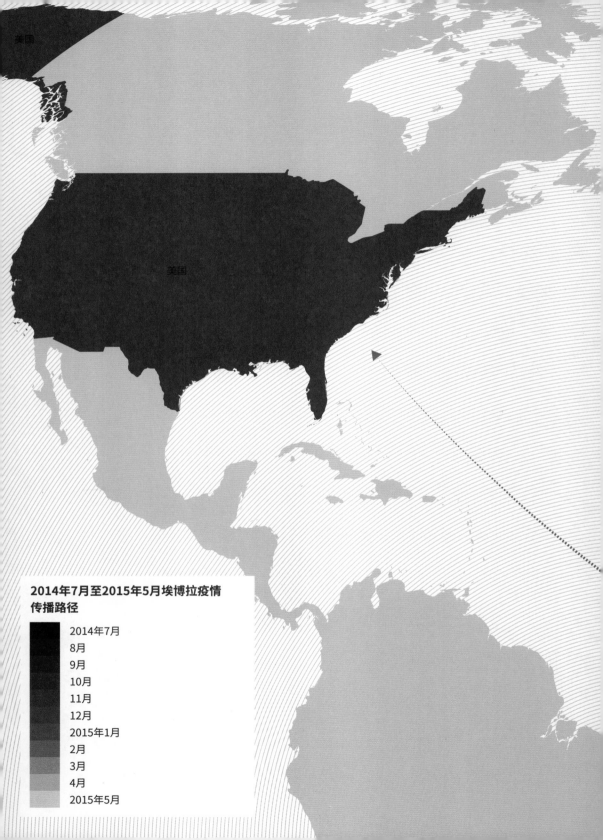

美国

美国

**2014年7月至2015年5月埃博拉疫情
传播路径**

2014年7月
8月
9月
10月
11月
12月
2015年1月
2月
3月
4月
2015年5月

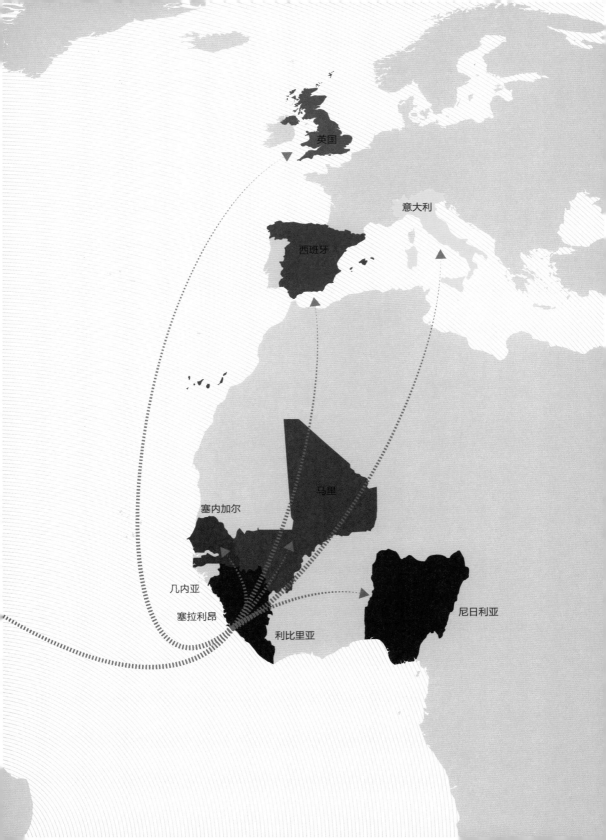

英国

意大利

西班牙

马里

塞内加尔

几内亚

塞拉利昂

利比里亚

尼日利亚

艾滋病毒与艾滋病

病原体	人类免疫缺陷病毒（HIV），使人体易暴露在一系列疾病和感染条件下，被称为获得性免疫缺陷综合征，即艾滋病。
传播途径	阴道性交、肛交及共用针头、注射器，也见于妊娠、分娩或母乳喂养期间的母婴传播。
症状	早期流感样症状，后期出现一系列症状，包括肺炎。
死亡病例数	截至 2016 年底，艾滋病毒和艾滋病已导致超过 3,500 万人死亡。
流行分布	全球流行，但绝大多数病例和死亡发生在撒哈拉以南的非洲国家。
预防手段	高危人群药物（暴露前预防）、静脉吸毒者"安全性行为"和针头交换计划。
治疗手段	联合疗法，即高效抗逆转录病毒疗法（HAART）。
全球预防战略	开展健康教育，以减少冒险性行为，为高危人群提供预防性药物，并在发展中国家推行高效抗逆转录病毒疗法。

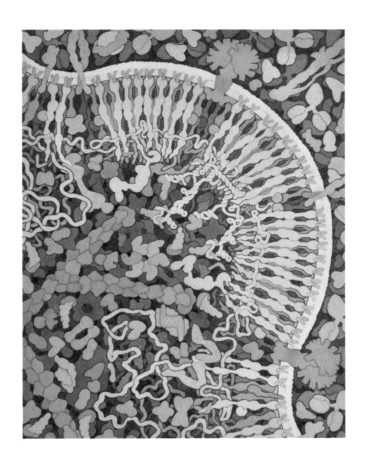

艾滋病毒生命周期阶段，病毒装配和出芽

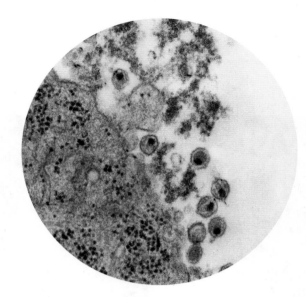

艾滋病毒显微图像

1999 年，肯尼亚总统丹尼尔·阿拉普·莫伊表达了他对席卷肯尼亚的艾滋病疫情的担忧。"艾滋病不仅是对我国社会和经济发展的严重威胁，"他说，"也是对人类生存的真正威胁。"

经联合国认定，艾滋病和艾滋病毒是有史以来人类经历过的最致命的流行病（毒）。截至 2016 年底，其摧毁了撒哈拉以南的非洲国家，并在全球造成超过 3,500 万人死亡，其中不乏电影明星和流行偶像，但更多的是最贫穷无助的平民。这一流行病在各大洲制造了绝对恐慌，并带来了需要几十年才能克服的污名。

人类免疫缺陷病毒被认为起源于西非，在那里，病原体在 20 世纪早期由灵长类动物传播到人类。到 20 世纪 60 年代，非洲约有 2,000 人疑似感染。已知最早的人类病例是一名来自刚果民主共和国首都金沙萨的男子，1959 年，人们在他的血液样本中检测出 HIV。但至于他是怎么被感染的，无人得知。

直到 20 世纪 80 年代，当这种疾病在美国暴发时，已不知道有多少人感染了 HIV。然而，到 1980 年，这种病毒可能已经传遍五大洲（北美洲、南美洲、欧洲、非洲和大洋洲），并感染了 10 万～30 万人。

美国首例报告病例

1981 年 6 月 5 日，美国官方报告境内第一例艾滋病病例。当天，美国疾病控制和预防中心报告称，一种被称为卡氏肺孢子虫肺炎（现称为肺孢子菌肺炎）的罕见肺部感染，在洛杉矶五名原本健康的年轻男同性恋者中被明确诊断。这五名男性同时还被发现了其他不同寻常的感染，表明他们的免疫系统已经出现问题，且已有两人死亡。

科学家们试图解释这一奇怪的现象，但并没有发现这两名死者之间有明显的联系。该五名男子互不相识，没有已知的常见接触，也不知道是否有类似疾病的性伴侣。其中两人表示，他们曾与不同男性有过频繁的性接触，且所有人都承认曾吸入毒品，其中一人还有过静脉注射毒品的经历。

几天之后，美国各地医生相继报告类似病例，与此同时，纽约州和加利福尼亚州也开始报告一种罕见的侵袭性肿瘤——卡波西肉瘤。同样，所有受到波及的均为男同性恋者。到当年年底，美国共报告 270 例明显出现某种严重免疫缺陷的病例，其中 121 人死亡。

第二年，美国疾控中心创造了"AIDS"一词，即"获得性免疫缺陷综合征"（艾滋病），并将其定义为一种至少在一定程度上预示细胞免疫缺陷的疾病，这种疾病通常发

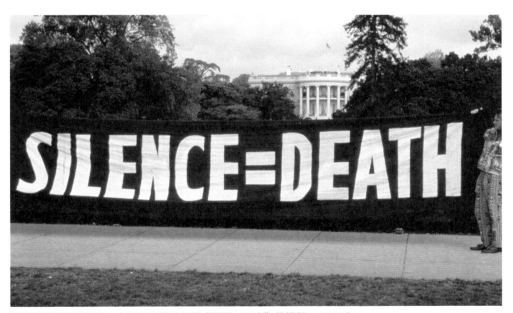

艾滋病平权联盟活动人士在白宫门口悬挂"沉默＝死亡"的横幅，1992 年

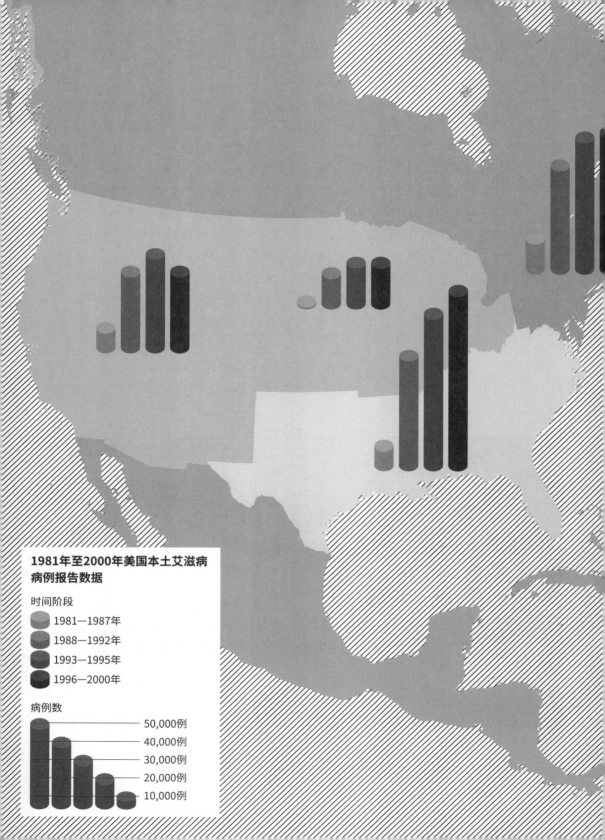

1981年至2000年美国本土艾滋病病例报告数据

时间阶段

1981—1987年
1988—1992年
1993—1995年
1996—2000年

病例数

50,000例
40,000例
30,000例
20,000例
10,000例

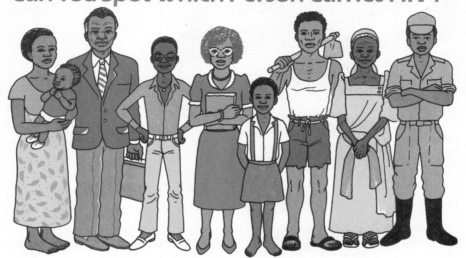

Can You Spot Which Person Carries HIV?

The Answer is NO! The AIDS-Virus can hide in a person's blood for many years. People who carry HIV may look and feel healthy, but they can still pass HIV to others!

Adapted from the Uganda School Health Kit on AIDS Control (Item 5) Ministry of Education, Ministry of Health (AIDS Control Programme), UNICEF Kampala

人群中很难发现谁是艾滋病毒携带者，乌干达海报，约 1995 年

生在对其抵抗力下降且无已知病例的人身上。

事实上，到 1981 年 6 月，旧金山大约有 20% 的男同性恋人口被认为感染了这种后来被确认的病原体。人们还认为，在 20 世纪 70 年代，纽约州已经开始有人死于艾滋病，其中大部分是无家可归和被边缘化的少数群体。

其他人群中也相继出现病例，如接受输血的婴儿和其男性伴侣患有艾滋病的女性。然而，根据数据显示，大多数感染者是拥有多个性伴侣的男同性恋者，以及注射吸毒者、血友病患者，而最奇怪的是，竟然还有海地人。

艾滋病的污名

1982 年被诊断出患有艾滋病的旅美海地人和本土海地人并不属于典型"高危人群"，因此他们被单独列为一个独立群体。研究人员后来发现，海地人并不比其他人更易感染艾滋病；但到那时，这个极度贫穷的国家的经济，尤其是旅游业，已经遭到严重

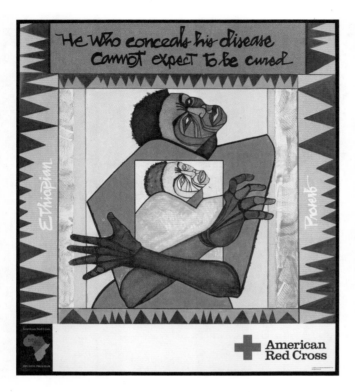

破坏，而美国的海地人社区也一直是被歧视的对象。

在男同性恋群体中，艾滋病的流行被称为"同性恋瘟疫"，这是一种对性道德旧观念的重复。一些人认为，与中世纪的许多传染病一样，这是上帝的惩罚。这种歧视性观点，加上其传播方式的谜团，导致被确诊为艾滋病成为一种耻辱，患者也被认为"万万碰不得"。

有些人因此丢了工作，许多人受到排斥。医生警告说，这将阻止有风险的感染人群前来检测，从而增加传播的风险。1987年，美国政府开始强制所有申请签证的人须接受检测，一旦发现感染艾滋病毒将被禁止入境。

发现病毒

与此同时，随着更多证据的出现，科学家们表示，引发艾滋病的罪魁祸首应该是一种传染性病原体，很可能是一种病毒。1983年9月，美国疾控中心宣布艾滋病不会通过偶然接触、食物、水、空气或与环境表面接触发生传播，最可能的传播方式是性接触和血液或血液制品。科学家们后来发现，人类直肠皮细胞要比阴道皮细胞更易感染艾滋病毒，因而使肛交的感染风险高出了十八倍。

同年，吕克·蒙塔尼耶在法国分离出一种病原体，称其为"淋巴腺病相关病毒"（LAV），后来被称为人类免疫缺陷病毒或艾滋病毒。蒙塔尼耶及其同事，美国人罗伯

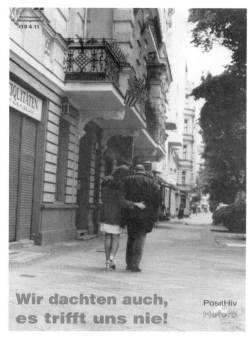

警告异性恋者艾滋病的危险，德国海报，20 世纪 90 年代

特·加罗和杰伊·利维，在后来认定是由谁确认艾滋病是由艾滋病毒引起的问题上产生巨大争议，最终，蒙塔尼耶和加罗于 2008 年因这一发现获得了诺贝尔奖。

艾滋病并不是一种单一疾病，而是肺孢子菌肺炎、卡波西肉瘤等一系列疾病的统称。艾滋病毒感染者的免疫系统受到特定损害，因此很容易感染这些疾病。当一个艾滋病毒呈阳性的个体出现上述一种或多种疾病症状时，就会被诊断为艾滋病。

电影明星洛克·赫德森、音乐家弗雷迪·默丘里、钢琴家李伯拉斯、芭蕾舞演员鲁道夫·纽瑞耶夫、网球明星阿瑟·阿什等名人均死于与艾滋病相关的疾病。在某些情况下，如李伯拉斯，其死因在死后很长时间仍被掩盖。弗雷迪·默丘里在去世前一天才宣布自己患有艾滋病，从而引发许多人的指责，后者认为其应该利用自己的名气帮助打破有关艾滋病的禁忌。

非洲疫情

当西方科学家还在为一种被认定为主要影响男同性恋者的疾病而困惑时（尽管在早期的欧洲，其也曾在没有已知风险因素的非洲移民中出现），一种异性恋流行病在非洲中部暴发，而那里被认为是艾滋病毒的发源地。到 1988 年，在撒哈拉以南的非洲地区，妇女在成年艾滋病毒感染者中占据了一半。

20 世纪 70 年代，艾滋病毒一直在乌干达、卢旺达、布隆迪、坦桑尼亚、肯尼亚等非洲东部国家传播，但直到 80 年代初才达到疫情规模。然而，一旦形成疫情，其传播速度非常快。工作移民、城镇男性比例高、女性社会地位低等因素意味着这种疾病在东非的破坏性要比西非更大。在内罗毕，1986 年，85% 的性工作者均曾感染艾滋病毒。

乌干达受到的打击尤为严重。第一个警告是一种被称为"苗条病"的严重消瘦症和卡波西肉瘤等机会性感染的激增。当时，医生们已经对美国的艾滋病病例有一定程度

关于艾滋病和艾滋病毒的宣传单，纠正了一些关于艾滋病毒如何被感染的误解，约 1990 年

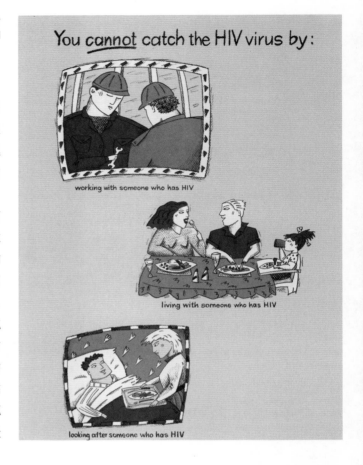

You **cannot** catch the HIV virus by:

working with someone who has HIV

living with someone who has HIV

looking after someone who has HIV

的了解。"但我们无法将旧金山白人男同性恋者的疾病与眼前这些病人联系起来。"乌干达癌症研究所的医生大卫·瑟瓦达说道。

随后，疫情逐渐向南蔓延。到 80 年代末，马拉维、赞比亚、津巴布韦和博茨瓦纳即将超过东非国家成为这一流行病的焦点。到 2001 年，博茨瓦纳总统费斯图斯·莫哈埃发出与两年前肯尼亚总统一样的绝望信息。"我们正在面临灭绝的威胁，"他说，"死亡人数过于惊人，这是最严重的危机。"

起初，世界卫生组织的应对很不及时，就像 2014 年至 2016 年的埃博拉疫情一样。1985 年，世界卫生组织总干事哈夫丹·马勒告诫非洲国家不要把这种疾病太当回事。"艾滋病在非洲不会像丛林大火一样蔓延，"他说道，"每天造成数百万儿童死亡的是疟疾和其他热带疾病。"然而，第二年，马勒就作出道歉，并制订了全球行动计划。"我们都吓坏了，"他说，"在如此严重的流行病面前，我们被剥得一丝不挂。这是有史以来最致命的流行病。"

非洲国家自身的反应也是参差不齐。一些国家不愿承认疫情，因为担心会造成恐慌或打击旅游业，就像在海地那样。在刚果民主共和国，媒体最初被禁止触碰这一话题；而在津巴布韦，医生们被命令不得在死亡证明书上写明"艾滋病"，尽管津巴布韦是第一个开始血液筛查的发展中国家。健康教育者在宣传安全性行为方面也频频遇到阻力，

如一些宗教领袖并不愿意为避孕套背书。

治疗艾滋病毒和艾滋病的药物

1985 年，世界卫生组织联合美国政府共同主办了第一届国际艾滋病大会，并于 1988 年将 12 月 1 日定为世界艾滋病日。20 世纪 90 年代，人们在处理艾滋病（毒）方面取得了巨大进步。1996 年，一种被称为高效抗逆转录病毒疗法（HAART）的高效联合疗法在富裕国家推行；在接下来的四年里，发达国家的死亡率下降 84%。这让科学家们相信，艾滋病（毒）将很快成为像糖尿病一样可控的慢性疾病。

然而，大多数艾滋病毒携带者生活在非洲，尽管许多药物均是在非洲人群中完成的人体测试，且此事颇具争议，但那里的患者却负担不起这些药物。1999 年，一场持续的运动之后，制药公司终于同意贫穷国家可自行生产药物，或以较低成本进口药物。然而，并非每个国家都具备生产药物的设备，或有能力统筹大规模治疗规划或负担哪怕更便宜的药物。

尽管国际艾滋病协会主席乔普·兰格曾指出：“如果我们有能力把冰凉的可口可乐和啤酒送到非洲每一个偏远的角落，那么药物为什么就不行？”

2012 年，世界卫生组织发布一项指导方针，要求向感染艾滋病毒风险较高的健康人群开具预防性药物——暴露前预防药物（PrEP）。这种药物定期服用后非常有效，一些人甚至认为其可以标志艾滋病的终结。然而，这种药物在欧洲和北美仍存在巨大争议。比如在英国，曾有一场关于资金短缺的国家医疗服务体系是否应该资助这种预防手段的辩论，反对者认为，那些高风险人群应该承担起责任，主动改变自己的行为。

2017 年，科学家宣布，一名出生时就携带艾滋病毒的婴儿经短期治疗后，在无进一步用药的情况下健康生活了九年。这为其他携带病毒出生的儿童带来了希望。当时，全球大约有 4,000 万人感染艾滋病毒，其中 210 万是儿童。这些儿童大多数生活在撒哈拉以南的非洲地区，均是在妊娠、分娩或哺乳期间被母亲感染。

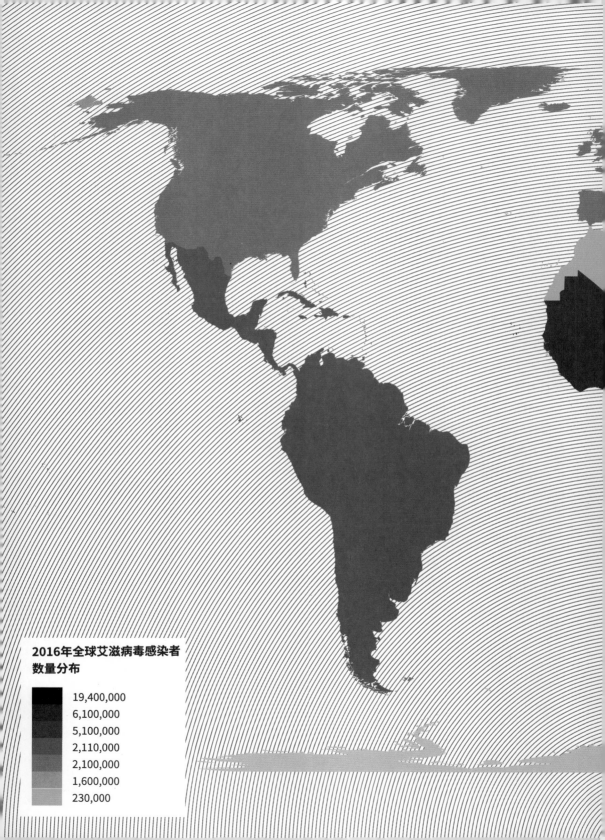

**2016年全球艾滋病毒感染者
数量分布**

■	19,400,000
■	6,100,000
■	5,100,000
■	2,110,000
■	2,100,000
■	1,600,000
■	230,000

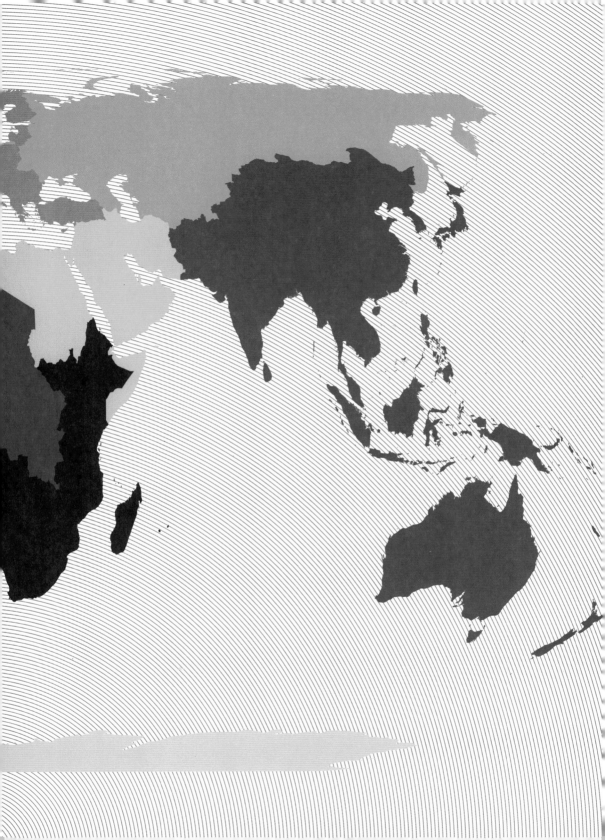

梅 毒

病原体	梅毒螺旋体（细菌）
传播途径	性接触（人与人）
症状	皮肤黏膜损害、溃疡、皮疹、淋巴结发炎。少数病例最终发展为三期梅毒，攻击骨骼、器官组织、中枢神经系统、心血管系统和大脑。
流行分布	全球流行，在美国曾接近被消灭，但现已死灰复燃。
预防手段	安全性行为
治疗手段	抗生素
全球预防战略	健康教育、定期筛查高危人群、快速治疗

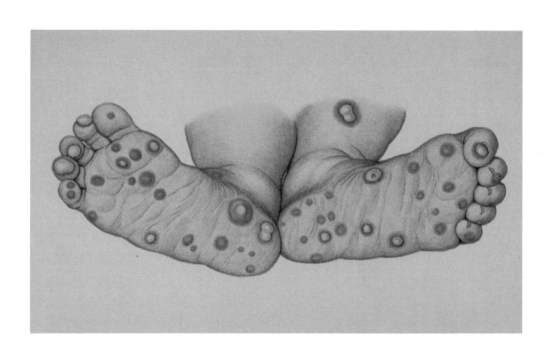

先天性梅毒患儿的足部病灶，
1898 年，插图

未知的起源

长期以来，专家们一直在争论梅毒到底是在哪里最先出现的。由于在1492年哥伦布抵达美洲之前，世界其他地方似乎没有发现感染痕迹，因此很多人认为其起源于美洲，应该是哥伦布的手下最后将它带回了欧洲。然而，2000年，在葬于英国赫尔一所小修道院的14世纪僧侣骸骨上发现了疾病迹象，如此多的骨骼被感染，这一事实导致研究人员得出结论，这种疾病在当时的英国已广泛存在；但这一结论仍饱受争议。

美洲的一些古代雕塑作品被认为是对梅毒患者样貌的描绘，而哥伦布发现美洲大陆之前的人类遗骸上的骨骼损伤也可能是梅毒的证据。西班牙人声称，当他们登陆美洲时，印第安人曾向他们描述一种相似的疾病，听起来很像梅毒，并称当地土著似乎已有一些免疫力。

早期文字记载

梅毒（Syphilis）也被笼统地称为"痘疹"，其现代名字来自16世纪一位意大利医生的一首诗。吉罗拉摩·法兰卡斯特罗在诗中讲述了牧羊男孩西佛里斯的故事，由于他得罪了希腊太阳神阿波罗，因而受到一种可怕的疾病的惩罚："他刚戴上一副难看的头巾，就感到奇怪的疼痛，一夜未眠。"

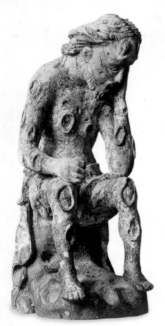

《圣经》人物约伯的雕像，显示了梅毒造成的身体溃疡

梅毒的首例官方病例报告出现在1495年，当时法国正入侵那不勒斯王国。这支拥有五万人的强大军队，其大部分是来自欧洲各地的雇佣兵，却在战场上被一种前所未见的可怕疾病击倒。这是一种急性病，攻击迅速，能让患者立刻倒下，而不像今天已知的慢性感染。

当那不勒斯人反攻时，法国入侵者已虚弱得无法战斗，被迫撤退。雇佣兵们带着这种新病回到各自的国家。"他们在轻率的意大利之旅中，不小心得到了热那亚、那不勒斯和梅毒，"法国作家伏尔泰曾打趣道，"然后法国人被赶出了那不勒斯和热那亚，但他们并没有失去一切——梅毒从此如影相随。"

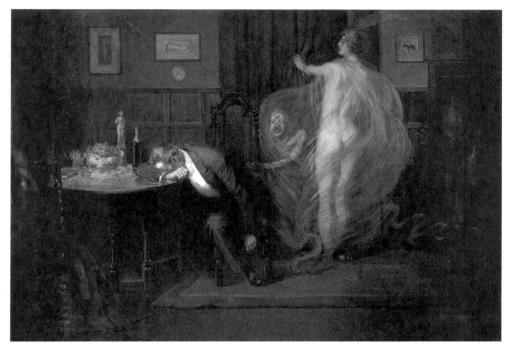

《梅毒》，理查德·坦南特·库珀，1912 年

当年年底，一场疫情在法国、瑞士和德国蔓延开来。神圣罗马帝国皇帝宣布这是上帝的惩罚，几个世纪以来，这也一直是对梅毒的指控。与此同时，这种疾病迅速传播，先是传到英格兰和苏格兰，然后是斯堪的纳维亚半岛、匈牙利、希腊、波兰和俄国。到1520 年，探险家们又将它带到印度、非洲、中东、中国、日本和大洋洲。

在那时，梅毒的致死速度非常快，传播更容易，死亡率也更高，这也许是因为这种菌株毒性更强。荷兰神学家伊拉斯谟曾说其是迄今为止最具破坏力的疾病。他还继续反问道："是什么传染病能这样侵入全身？能如此强大地抵抗医学技术？……如此残酷地折磨着病人？"

一种性滥交的疾病

梅毒主要通过性接触传播，即梅毒螺旋体在性交过程中转移到破损的皮肤或黏膜上。而先天性梅毒则见于在母亲子宫内被感染的新生儿。与许多个世纪以来传播方式一直成谜的其他传染病不同，医生们很快就意识到了梅毒的传播方式。但是否能够阻止传播却是另一回事。

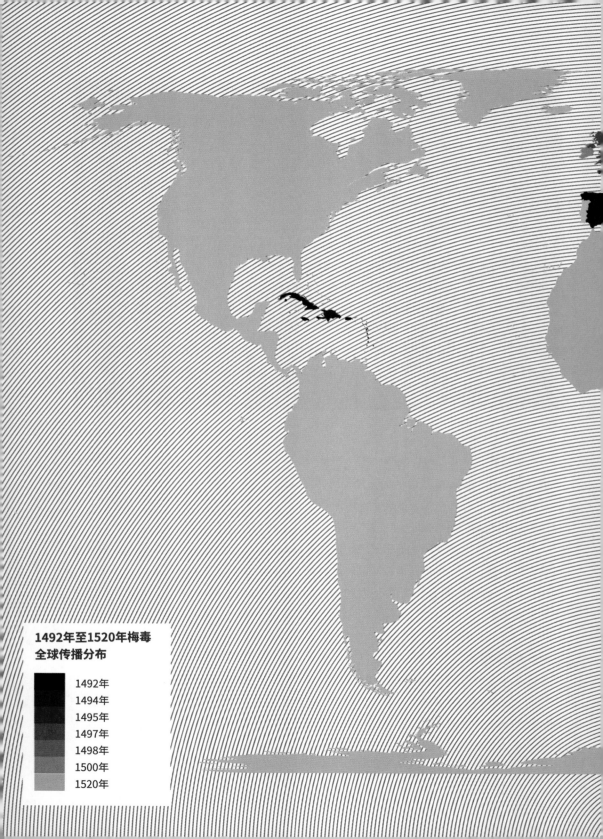

**1492年至1520年梅毒
全球传播分布**

1492年
1494年
1495年
1497年
1498年
1500年
1520年

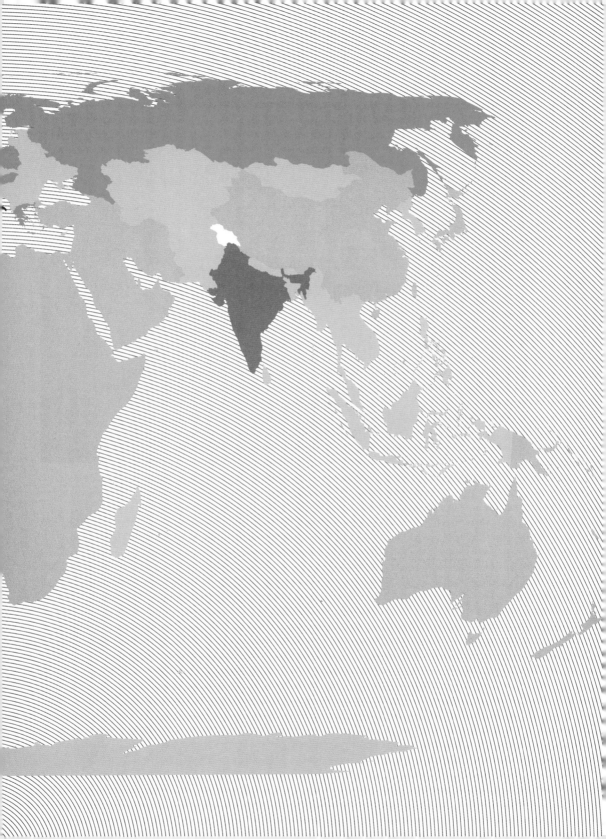

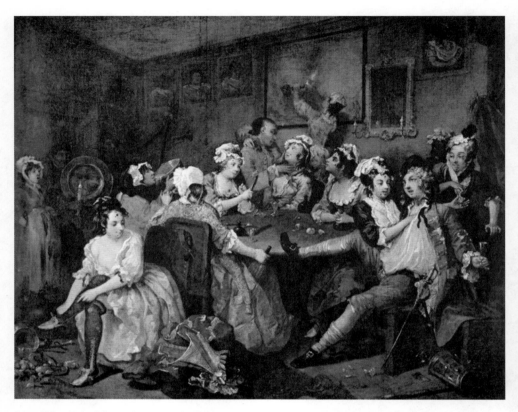

《在酒馆》，选自威廉·霍加斯组画《浪子生涯》。画中女性身上的黑斑可能暗示她们患有梅毒

　　在 15 世纪的欧洲，各国政府对控制梅毒做出的反应通常是取缔所有被视为性滥交的行为，尤其是卖淫。1546 年，英王亨利八世曾试图关闭泰晤士河南岸臭名昭著的萨瑟克"浴场"（妓院）。具有讽刺意味的是，后来有一种观点认为，年老国王的化脓性腿溃疡和日益严重的精神不稳定正是由于三期梅毒造成的，但现在这一说法已被否定。到了 18 世纪，使用避孕套作为保护形式的说法开始出现。

　　从 16 世纪早期到 20 世纪早期，梅毒的主要治疗方法是水银，有时以液体形式服用，更常用的是以药膏形式敷于皮肤溃疡灶。病人有时会被置于火旁，用药膏擦涂，然后设法让病人出汗。这个过程每天重复几次，须持续一个月甚至更久。除了水银，医生们还会使用愈创木树脂，这是从一种热带植物中提取的物质。愈创木并没有治疗效果，但水银对皮肤症状的确有一定的缓解作用，不过其副作用也非常可怕，病人有时会死于汞中毒。梅毒治疗通常要持续数年，因此就有了"一夜偷欢，终生服毒"的说法。

1732 年，英国画家威廉·霍加斯完成了系列版画《妓女生涯》，其中描绘的是一位乡村牧师的女儿来到伦敦后堕落为妓女的故事。在最后一个场景中，摩尔躺在那里，被梅毒或治疗的副作用折磨得奄奄一息，因汞中毒而脱落的满口牙齿被放在身旁的一张纸上。

关于梅毒是否是一种神的惩罚，人们意见不一。有些人认为患者应该受到严厉的惩罚，甚至拒绝提供治疗；但并非所有人都同意这种说法。17 世纪英国医生托马斯·西德纳姆认为，病人的道德与医生无关，他说："医生的职责就是救治每一位病人。"然而，在 19 世纪的英国，大多数医院会拒绝接收梅毒病例，患者只好去济贫院的诊所看病，在那里，他们被隔离在所谓污秽的或紧锁的"病房"里。1747 年，洛克医院在海德公园附近开业，专门接诊梅毒和淋病患者，这是伦敦第一家私立专科医院，也是英格兰乃至全英国第一家连锁医院。到 19 世纪中叶，印度大部分大型英军军事基地都会设置洛克医院。

19 世纪 60 年代，英国出台《传染病法》，允许被警方认定为普通妓女的女性定期接受体检，一旦被查出患有梅毒或淋病，这名女性将被安置在洛克医院长达九个月。在某些军事重镇，所有妇女都可能被强制接受这样的体检，但男性则不会，因为政府"认为他们不会接受这种要求"。这项法律从一开始就备受争议，最终于 1886 年被废除。

近代疫情波动

到 18 世纪早期，也许更早，梅毒已经从足以摧毁法国军队的致命传染病演变成今天的慢性感染。尽管当时一些记录在案的梅毒病例实际上可能是其他症状较为温和的性传播疾病。直到 19 世纪，人们才确定梅毒和淋病是两种不同的疾病，而不是同一种疾病的不同表现形式。

从 19 世纪中期到 20 世纪中期，除战时外，发达国家的梅毒发病率开始下降，在两次世界大战以及朝鲜战争和越南战争期间，梅毒与其他性传播疾病的病例急剧上升。在美国军队中，性传播疾病是第一次世界大战中导致士兵残疾和缺勤的第二大常见原因，仅次于 1918 年至 1919 年的西班牙流感。只要敌对行动一停止，梅毒的发病率就会下降。第二次世界大战结束后，梅毒成了新型抗生素青霉素生产的主要推动力之一，尤其是在欧洲。

2018 年，梅毒仍然令人忧心忡忡。2017 年，美国疾控中心报告说，在接近被消灭之后，梅毒在美国死灰复燃。人们发现，这种病例增长与性教育信息向提倡禁欲的转变有关。在这种情况下，有关性保护的建议被认为根本不必要。2016 年，在美国所有

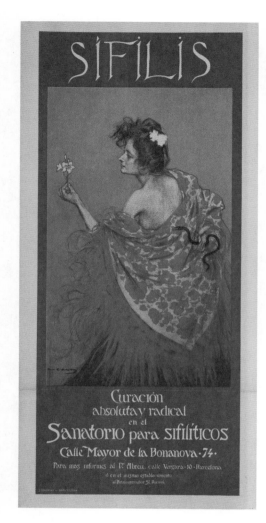

一期（初级）梅毒和二期（中级）梅毒病例中，男性占 89% 以上，主要是男男性行为者。

　　根据美国疾控中心的数据，先天性梅毒的发病率也出现了"令人不安的上升"，尽管这种疾病可通过对孕妇的常规筛查和快速治疗加以预防。与白人母亲相比，黑人母亲的婴儿发病率要高出 8 倍，西班牙裔母亲的婴儿发病率要高出 3.9 倍。在美国，少数种族和西班牙裔人口与贫困、失业、教育水平低等影响健康的因素有关，美国疾控中心报告说，那些负担不起基础生活必需品的人很可能难以获得高质量的

上图：阿布雷乌医生的梅毒疗养院，巴塞罗那，约 1900 年，广告画

上右图：上半部分描述梅毒在早期阶段可以轻易被治愈，下半部分显示不治疗的后果，约 20 世纪 20 年代，苏联海报

对页图：描述梅毒的症状、传播和后果，土耳其海报

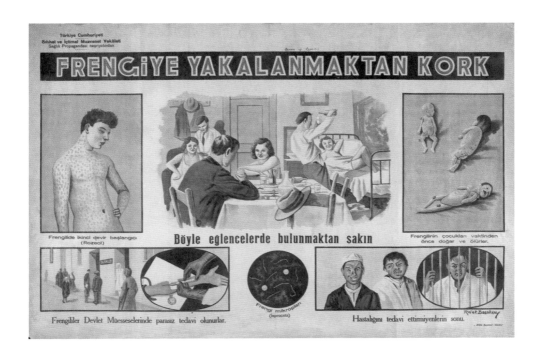

性健康服务。

　　与此同时，2016 年英国梅毒发病率达到了自 1949 年以来的最高水平，几乎是 2012 年的两倍。和美国一样，这些病例主要发生在男男性行为者当中。

　　2018 年初，澳大利亚的两个少数种族群体和低社会经济地位群体受到了梅毒疫情的影响。在昆士兰，一名儿童死于先天性梅毒，这是自 2011 年以来 13 名感染先天性梅毒儿童中的第 6 例死亡病例。传染性梅毒从昆士兰向北领地、西澳大利亚州、南澳大利亚州的土著社区（土著人和托雷斯海峡岛民）蔓延，而先天性梅毒病例也在持续增加。

图片致谢

3 'A map taken from a report by Dr. John Snow', Wellcome Collection, CC BY; 9 Wikimedia Commons, URL: https:// commons.wikimedia.org/wiki/File:El_Lazarillo_de_Tormes_ de_Goya.jpg; 10 Melba Photo Agency/Alamy Stock Photo; 11 'Symptoms of diptheria, in Koplik', Wellcome Collection, CC BY; 15 Mary Evans/Library of Congress; 19 'Charles Kean, ill with flu. Coloured etching', Wellcome Collection, CC BY; 20 'Drawing of the 1918 Influenza: Lymph sinus' by John George Adami, Wellcome Collection, CC BY; 24 'A monster representing an influenza virus hitting a man over the head as he sits in his armchair', pen and ink drawing by Ernest Noble, c. 1918, Wellcome Collection, CC BY; 29 '28 year old woman with leprosy, from the title "Om spedalskhed ... Atlas/udgivet efter foranstaltning of den Kongelige Norske Regjerings Department for det Indre. Tegningerne udförte af J.L. Losting", Authors: Danielssen, D. C. (Daniel Cornelius), 1815–94 and Losting, Johan Ludvig, 1810–76 and Boeck, W. (Wilhelm), 1808–75', Wellcome Collection, CC BY; 30 'The Leprosy Man' woodcut, akg-images; 31 'Leprosy of the skin: an Indian man with red patches on his chest. Watercolour (by Jane Jackson), 1921/1950, after a (painting) by Ernest Muir, c. 1921', Wellcome Collection, CC BY; 35 'Leprosy poster, India, 1950s' by Hind Kusht Nivaran Sangh, Wellcome Collection, CC BY; 39 VintageMedStock/Alamy Stock Photo; 40 Scott Camazine/ Alamy Stock Photo; 41 Chronicle/Alamy Stock Photo; 42 CCI Archives/Science Photo Library; 43 Australian War Memorial/ Wikimedia Commons, URL: https://commons.wikimedia.org/ wiki/File:HMS_Dido_(1869)_ AWM_302178.jpeg; 45 'Four children, two with measles, in the same bed: their mother tells the district nurse that there is no risk of infection', wood engraving by Starr Wood, 1915, Wellcome Collection, CC BY; 49 VintageMedStock/ Alamy Stock Photo; 50 Gado Images/Alamy Stock Photo; 51 © Florilegius/Getty Images; 54 'A country vicar visiting a family where a child has been suffering from scarlet fever', wood engraving by Claude Alin Shepperson, Wellcome Collection, CC BY; 57 Scott Camazine/Alamy Stock Photo; 58 Phanie/ Alamy Stock Photo; 64 Luis Enrique Ascui/Stringer/Getty Images; 65 Iain Masterton/ Alamy Stock Photo; 67 'Edward Jenner vaccinating patients against smallpox' by James Gillray, Wellcome Collection, CC BY; 69 'Smallpox, textured illustration, Japanese manuscript, c. 1720', Wellcome Collection, CC BY; 70 'Ships used as smallpox isolation hospitals', Wellcome Collection, CC BY; 71 'Gloucester smallpox epidemic, 1896: a ward in the isolation hospital', photograph by H.C.F., 1896, Wellcome Collection, CC BY; 73 'St Pancras Smallpox Hospital, London: housed in a tented camp at Finchley', watercolour by Frank Collins, 1881, Wellcome Collection, CC BY; 77 'A health visitor holding a small child, promoting a campaign against tuberculosis and infant mortality', colour process print by Jules Marie Auguste Leroux, Wellcome Collection, CC BY; 78 Hulton Archive/Stringer/Getty Images; 85 'Liverpool's x-ray campaign against tuberculosis', lithograph, c. 1960, Wellcome Collection, CC BY; 89 'John Bull defending Britain against the invasion of cholera; satirizing resistance to the Reform Bill', coloured

lithograph, c. 1832, Wellcome Collection, CC BY; 90 'A cholera patient experimenting with remedies', coloured etching by Robert Cruikshank, c. 1832, Wellcome Collection, CC BY; 91 'Actual & supposed routes of Cholera from Hindoostan to Europe', Wellcome Collection, CC BY; 93 'John Snow, 1856', Wellcome Collection, CC BY; 94 'A map taken from a report by Dr. John Snow', Wellcome Collection, CC BY; 99 'Soldier suffering from dysentery',Wellcome Collection, CC BY; 102 Universal History Archive/ Getty Images; 105 'Man suffering from typhoid', Wellcome Collection, CC BY; 106 Shutterstock; 107 'The angel of death (a winged skeletal creature) drops some deadly substances into a river near a town; representing typhoid', watercolour, 1912, by Richard Tennant Cooper, Wellcome Collection, CC BY; 108 Science & Society Picture Library/Getty Images; 109 Mary Evans Picture Library; 113 'Anti-typhoid vaccination in World War I', photograph, Wellcome Collection, CC BY; 117 'Lady suffering from malaria', Abb 7, page 80, Wellcome Collection, CC BY; 118 'Illustrations of parasites that cause malaria, 1901', by Giovanni Battista Grassi, Wellcome Collection, CC BY; 120 'Map of the world, showing positions of malaria', Wellcome Collection, CC BY; 121 'The malaria mosquito forming the eye-sockets of a skull, rep', by Abram Games, Wellcome Collection, CC BY; 122 'World Health Organisation Interim Committee on malaria', photograph, 1947, Wellcome Collection, CC BY; 129 'A physician wearing a seventeenth-century plague preventive costume', watercolour, Wellcome Collection, CC BY; 130 'The dance of death', lithograph after A. Dauzats, 1831, Wellcome Collection, CC BY; 131 Wikimedia Commons, URL: https://commons. wikimedia. org/wiki/File:Pieter_Bruegel_the_Elder_-_The_Triumph_of_ Death_-_WGA3389.jpg; 135 'A cart for transporting the dead in London during the great', by George Cruikshank, Wellcome Collection, CC BY; 139 'Soldiers suffering from typhus, lying in the streets', lithograph by E. Leroux after A. Raffet, by Denis Auguste-Marie Raffet, Wellcome Collection, CC BY; 140 Mary Evans Picture Library; 143 'After the defeat of the White Army, a new white peril threatens in the form of the typhus louse, against which the Red soldiers fight by washing themselves and their clothes vigorously', colour lithograph, c. 1921, Wellcome Collection, CC BY; 147 'Different stages of yellow fever, 1820', Wellcome Collection, CC BY; 148 'Yellow fever: section of the liver of a patient infected with yellow fever', watercolour, c. 1920, Wellcome Collection, CC BY; 149 'A parodic cosmological diagram showing opposing aspects of the life of colonialists in Jamaica – langorous noons and the hells of yellow fever', coloured aquatint by A.J., 1800, Wellcome Collection, CC BY; 150 Mary Evans Picture Library/Everett Collection; 151 'A yellow quarantine flag, signalling yellow fever, raised on a ship anchored at sea some distance from a port', watercolour by E. Schwarz, c. 1920/1950, Wellcome Collection, CC BY; 157 'Zika virus, illustration' by RCSB Protein Data Bank, Wellcome Collection, CC BY; 158 Cultura Creative (RF)/Alamy Stock Photo; 163 Konstantin Nechaev/ Alamy Stock Photo; 169;'R.W.Lovett, Treatment of Infantile Paralysis', Wellcome Collection, CC BY; 171 Wikimedia Commons, URL: https://commons.wikimedia.org/wiki/File:Roosevelt_in_a_

地图致谢

本书所有地图由英国 Lovell Johns Ltd. 绘制，数据参考来源如下：12–13 The Strangling Angel: Diphtheria in Hamilton, ed. D. Ann Herring, Department of Anthropology, McMaster University, Ontario, Canada; 16–17 World Health Organization data, http://www.who.int/immunization/ monitoring_surveillance/data/en/; 22–23, 26–27 World Health Organization data, http://www.who.int/ influenza/en/, Textbook of Influenza, ed. K.G. Nicholson, A.J. Hay, R.B. Webster, Blackwell Science, World Atlas of Epidemic Diseases, A. Cliff, P. Haggett, M. Smallman-Raynor, Taylor & Francis Group; 32–33 'Leprosy: Infectious Disease' by Susannah C. J. Kearns and June E. Nash, Britannica.com; 36–37 World Health Organization data, http:// apps.who.int/iris/bitstream/handle/10665/258841/WER9235. pdf; 44 World Atlas of Epidemic Diseases, A. Cliff, P. Haggett, M. Smallman-Raynor, Taylor & Francis Group; 46 Centers for Disease Control data, Statista; 52–53 World Health Organization data, http://apps.who. int/iris/handle/10665/237884; 60–61, 62–63 World Health Organization data, http://www.who.int/csr/ sars/country/2003_08_15/en/; 72 World Health Organization data, http://apps.who.int/iris/bitstream/ handle/10665/219809/ WER4915.PDF; 74–75 Smallpox and its Eradication, F. Fenner, D.A. Henderson, I. Arita, Z. Jezek, I.D. Ladnyi, World Health Organization, 1998; 80–81, 82–83 World Health Organization data, Statista; 92 On the Mode of Communication of Cholera, John Snow, M.D., Wellcome Library; 96 World Health Organization data, Statista, Centers for Disease Control; 103 Report on Dysentery in Japan 1897 from US Consul archives; 110–111 'Typhoid fever and paratyphoid fever: Systematic review to estimate global morbidity and mortality for 2010', Geoffrey C. Buckle, Christa L. Fischer Walker, and Robert E. Black, © 2012 by the Journal of Global Health; 124–125, 126–127 World Health Organization data, Statista; 132–133 'Black Death', Encyclopedia Britannica, World Atlas of Epidemic Diseases, A. Cliff, P. Haggett, M. Smallman-Raynor, Taylor & Francis Group; 136 World Health Organization data, http://apps. who.int/iris/bitstream/ handle/10665/259556/Ex-PlagueMadagascar04122017.pdf; 144–145 World Health Organization data, http://apps.who.int/iris/ handle/10665/237185; 152–153 Centers for Disease Control data, Statista; 155 World Health Organization data, http://www.afro. who.int/sites/default/files/2017-06/ angola_yf_sitrep_6june_2016. pdf; 160–161, 164–165 World Health Organization data, http:// www.who. int/emergencies/zika-virus/situation-report/6- october-2016/en/; 170 Statistics from the Official Reports of the Bureaus of the Department of Health of New York City, 1917; 176–177 World Health Organization data, Global Polio Eradication Initiative, 2017; 182, 186–187, 188–189 World Health Organization data, Statista; 194 Centers for Disease Control data, https://www. cdc.gov/mmwr/preview/mmwrhtml/ mm5021a2.htm; 200–201 UNAIDS data, Statista; 206–207 'Syphilis – its early history and treatment until Penicillin and the debate on its origins', John Frith, Journal of Military and Veteran's Health, Volume 20, no. 4, November 2012.

图书在版编目（CIP）数据

　　致命地图：席卷全球的重大传染病及流行病 /（英）桑德拉·亨佩尔著；吴勐译. -- 北京：北京联合出版公司，2023.3
　　ISBN 978-7-5596-6522-5

　　Ⅰ.①致… Ⅱ.①桑… ②吴… Ⅲ.①瘟疫－医学史－世界 Ⅳ.① R51-091

　　中国版本图书馆 CIP 数据核字 (2022) 第 202890 号

北京市版权局著作权合同登记号：01-2022-5844 号

审图号：GS 京（2022）0538 号

致命地图：席卷全球的重大传染病及流行病

作　　者: ［英］桑德拉·亨佩尔

译　　者: 吴　勐

出 品 人: 赵红仕

选题策划: 好·奇

策 划 人: 华小小

策划编辑: 耿　丹

责任编辑: 管　文

封面装帧: 昆　词

内页制作: 华　大

投稿信箱: curiosityculture18@163.com

北京联合出版公司出版
（北京市西城区德外大街83号楼9层100088）
北京联合天畅文化传播公司发行
北京利丰雅高长城印刷有限公司印刷·新华书店经销
字数160千字　710毫米×1000毫米　1/16　13.75 印张
2023 年 3 月第 1 版　2023 年 3 月第 1 次印刷
ISBN 978-7-5596-6522-5
定价：88.00 元